教育部国家级一流本科课程建设成果教材 **教育部国家精品在线开放课程建设成果教材** 中国海洋大学教材建设基金资助

学问

Seafood

海鲜

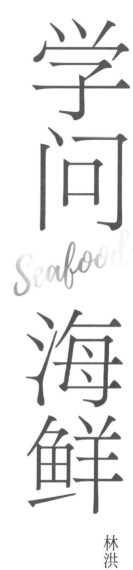

林洪　米娜莎　主编

U0367229

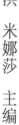

化学工业出版社

·北京·

内容简介

　　本教材是"学问海鲜"课程的配套教材，内容是以生活中熟悉的海鲜问题作为引导，用通俗的语言从科学的角度诠释大家所关注的"吃"海鲜涉及的"学问"。全书内容包含海鲜原料、海鲜的加工与保藏、海鲜的风味、海鲜的营养、海鲜的质量与安全、海鲜文化六部分内容。全书图文并茂，将知识与趣味、文化与生活相结合，符合学生的学习兴趣，能给学生以新鲜感受，具有很强的知识性和应用性。

　　本书不但作为选课学生的学习资料，同时适合所有喜欢海鲜、喜欢海洋或者渴望学习关于海洋科学知识的人群，让读者学习海洋知识，感受海洋文化，增强对海洋食品的兴趣。

图书在版编目（CIP）数据

　　学问海鲜/林洪，米娜莎主编． —北京：化学工业出版社，2024.3

　　教育部国家级一流本科课程建设成果教材　教育部国家精品在线开放课程建设成果教材

　　ISBN 978-7-122-44736-4

　　Ⅰ．①学…　Ⅱ．①林…②米…　Ⅲ．①海产品-食品营养-高等学校-教材②海产品-食品安全-高等学校-教材　Ⅳ．①R151.3②R155.5

　　中国国家版本馆CIP数据核字（2024）第040811号

责任编辑：赵玉清　　　　　　　　文字编辑：周　偲
责任校对：宋　夏　　　　　　　　装帧设计：王晓宇

出版发行：化学工业出版社
　　　　　（北京市东城区青年湖南街13号　邮政编码100011）
印　　装：北京宝隆世纪印刷有限公司
710mm×1000mm　1/16　印张11　字数197千字
2024年6月北京第1版第1次印刷

购书咨询：010-64518888　　　　　售后服务：010-64518899
网　　址：http://www.cip.com.cn
凡购买本书，如有缺损质量问题，本社销售中心负责调换。

定　　价：58.00元

海洋蕴藏着丰富的生物资源，是人类的蓝色粮仓。党的二十大报告中对人民美好生活提出建设目标。我们要牢固树立大食物观，向海洋要热量、要蛋白质。海鲜富含丰富、独特的营养功效成分，不仅是人类食物安全的保障，同时对于提高膳食质量有非常重要的作用。

随着人们对高质量饮食的追求，海鲜已经成为我们餐桌上的常客，但我们却对其营养、风味以及文化等知之不多。当我们在市场采购海鲜，或在餐桌上品尝海鲜，你可知道这背后的知识？编者精心选取了在教学、科研、生活中大家关注的海鲜问题，从科学的角度进行解读同时尽量做到文字语言易懂，给读者打开知识与趣味的大门。

《学问海鲜》课程2019年被教育部认定为"国家精品在线开放课程"，2020年被认定为首批国家级一流本科课程。课程以130多个微视频作为教学资源，于2017年秋季首次在智慧树网平台开课，同时，教学视频也在"学习强国APP"推荐学习。目前该课程没有相关学习资料，市面现有的教材主要以海洋食品原料学、食品化学、水产品加工技术、食品营养学、水产品质量安全等技术内容为主，具有理论深度，对于非海洋食品专业的普通学习者来讲，较为晦涩难懂。

作为国家级一流本科课程建设成果教材。作者在编写上融合传统教材与科普书籍各自的优势功能，从逻辑上将以海鲜的原料、加工与保藏、风味、营养、质量安全为主线，兼顾海鲜文化，使全书具有相对完整的知识结构，同时采用"十万个为什么"的问答体例结构，有问有答，将知识与趣味、文化与生活相结合，提升教材的亲和力和应用性，从而引导学生自学。编排体例具有创新性，集学术性和实用性为一体，不但可作为选课学生的学习资料，同时能够为喜爱海洋的读者提供知识来源。我们也希望读者能够好好利用本书的知识，增进大家对海鲜的认知，提高大家品尝的兴致，满足在餐桌上物质文明和精神文明的双需求。

本教材由中国海洋大学长期从事海洋食品科研、教学、科普、社会服务的学者主笔，编写人员的分工为：前四篇由林洪编写，后两篇由米娜莎编写。编写过程中得到众多同仁的大力指导与帮助，在此一并感谢。特别感谢吴燕燕、王雪梅、万山红、吴天祥、沙隽伊、李颖、赵一鸣、郭嘉、李冉冉、岳子琳、张瑶杨、陈俊霖、马婷等做出的资料整理工作。

书中不妥之处，敬请读者指正。

作者

2023 年 4 月

目录
Contents

海鲜烹调与加工篇

053

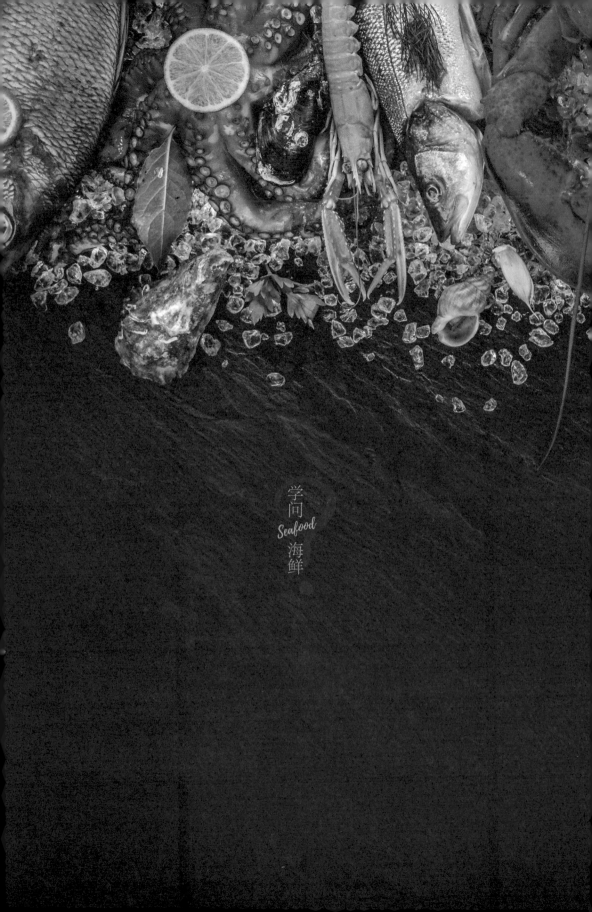

学问
Seafood
海鲜

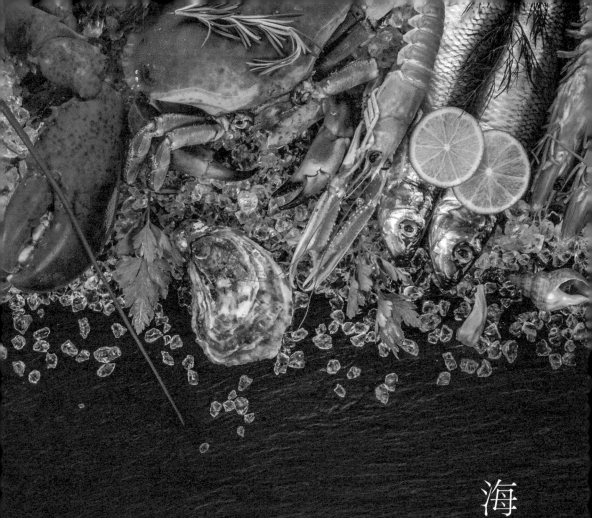

海洋生物与原料篇

我国海域面积达300多万平方公里，分别是渤海、黄海、东海和南海，分布于温带、亚热带和热带三个气候带，海岸线长达18000千米，蕴藏着巨大的海洋渔业资源，海洋生物种类丰富，是海鲜原料的极佳来源。

海洋动物原料主要以鱼类为主，其次是虾类、蟹类、头足类、贝类、海参、海蜇等；海洋植物原料是藻类。

在我国海域生活的鱼类有1700余种，其中作为海鲜可食用的鱼类有300多种，常见并且产量较高的有60多种。种类分为冷水性、温水性、暖水性、大洋性长距离洄游类和定居短距离类。在我国沿岸和近海海域中，底层和近底层鱼类是最大的渔业资源，产量大的野生鱼种有带鱼、小黄鱼、石斑鱼、鲷科鱼、面包鱼（马面鲀）、偏口鱼（牙鲆）、鲅鳙、海鳗、梭鱼、沙丁鱼、白姑鱼、面条鱼（玉筋鱼）、黑鲪（黑头、许氏平鲉）、鳓鱼、黄姑鱼、黄鱼（六线鱼）、舌鳎（龙利）等；其次是中上层野生鱼类，广泛分布于黄海、东海和南海，产量较高的鱼种有蓝点马鲛（鲅鱼）、鲈鱼、鲐鱼、鲨鱼、鳕鱼、秋刀鱼、太平洋鲱鱼、金枪鱼、蓝圆鲹、鰤鱼（白鳞）、银鲳、金鲳（卵形鲳鲹）和竹荚鱼等。

我国海洋虾蟹类近1000种，不仅种类繁多，生态类型也多样。目前已知的有蟹类600余种，三疣梭子蟹野生的和养殖的产量都排在蟹类的首位，其形状像梭子，故称梭子蟹，其第4对步足指节扁平似桨，善于游泳。还有常栖息于水域底层的物种，典型代表是青蟹、赤甲红（日本鲟），这两种蟹的游泳能力比较弱，在近岸活动。

虾类360余种，其中有经济价值常被捕捞的有40多种，有对虾、鹰爪虾（立虾、蛎虾）、中国毛虾、磷虾等。南美白对虾，学名凡纳滨对虾，是20世纪从南美洲引进的，在国内逐渐成为养殖产量最大的品种。还有个体小、游泳能力弱的蜢子虾，俗称纳米虾，体长只有几毫米，是虾酱的最佳原料。

我国海洋头足类约90种，头足类就是头和足长在一起的一大类动物，海鲜里有乌贼（墨鱼）、鱿鱼和章鱼（八带蛸、八爪鱼）。这三者的简单区别是乌贼体内有白色硬骨板，体型略肥胖，有十条腿（腕足），两长八短；鱿鱼体内有透明软骨片，游动迅猛，体型偏瘦，十条腿，也是两长八短；章鱼体内没有骨板，只有几乎等长的八条腿，可以爬行。头足类是软体动物中经济价值极高的海鲜。软体动物并不是指身体柔软，而是动物学上专指的一个门类，像海参、海蜇尽管身体也非常柔软，但不属于软体动物门。软体动物游泳的姿势和鱼类虾类大不相同，它是靠用力挤压自身外套膜里的水，从头足部的一个漏斗喷射出去，从而把身体迅速推向相反的方向。头足类的生长速度极快，是一种具有很好开发前景的海鲜资源。目前中国大江南北、边陲小镇都能吃到烤鱿鱼海鲜风味小吃。

另一种软体动物是贝类，如双壳类的牡蛎、扇贝、蛤蜊（蚬）、贻贝（海虹）、蛏、青蛤、文蛤、毛蚶、泥蚶、魁蚶、海瓜子（彩虹明樱蛤）、薄壳（寻氏肌蛤）、四角蛤蜊、江珧、珍珠贝等；单壳贝类有鲍鱼、红螺、香螺、玉螺、泥螺、荔枝螺（辣螺）、东风螺等。我国的螺蛳、法国蜗牛也是单壳贝类，在淡水中生活，属于河鲜湖鲜。

我国海洋藻类有2000多种，可以食用的有几十种，大规模养殖的有海带、裙带菜、紫菜、江蓠、麒麟菜、羊栖菜等。我国是最早开发海带养殖的国家之一，产量居世界之首。裙带菜养殖区域在黄海、渤海的冷水海域。紫菜在我国江苏、福建、山东沿海都有养殖。21世纪以来江蓠超越石花菜的产量，年产干品4000吨，果冻、奶茶中的胶珠就是从江蓠中提取的。麒麟菜属热带、亚热带海藻，在我国分布于海南省和台湾省海区，可以直接凉拌成菜，也可以提取琼胶。藻类除可直接食用外，海藻胶也常用于印染、医药、印刷、提取食品添加剂、肥料等。

单细胞藻，顾名思义就是一个细胞组成的藻体，体型极小，大多作为小鱼小虾的饵料，目前只有螺旋藻制成了保健食品。

海洋里生物这么多，它们都可以成为餐桌上的海鲜吗？有没有毒素？是受保护的濒危动物吗？是否很容易捕获到？哪些是养殖的？接下来继续介绍。

1 海鲜的起源

中国古人称海鲜为"海错"，意思就是海中水产，种类繁多，这个词来自《尚书》的禹贡篇，"厥贡盐絺，海物惟错"。

发展到近代，海鲜定义为可供食用的、新鲜的海洋生物，泛指只要是出产于海里可食用的动物性或植物性原料。海鲜英文翻译为seafood，即大海里可以吃的东西。海鲜的鲜字有多重含义，"鲜"体现了其具有生食的特征，过分烹调可能会降低其鲜美度和营养价值，故"鲜"的特点也降低了对烹调技术的要求；此外"鲜"还特指海鲜的新鲜程度。

从味道的角度来看，海鲜的鲜味主要来源于呈味物质，在海产品中所共有的几种主要呈鲜物质是：谷氨酸钠、次黄嘌呤核苷酸、琥珀酸、鸟苷酸、氧化三甲胺等。海产品的鲜美味道不仅仅取决于以上几种主要呈味物质，而是以此为核心，与其他增强鲜味的副成分共同组成的复合风味，常见的副成分有甘氨酸、丙氨酸、脯氨酸、甜菜碱等。海鲜风味的副成分，在海产品的风味中起了重要的作用，如谷氨酸与肌苷酸、鸟苷酸复合使用，其鲜味有相乘的效果。各种海鲜因其副成分组成不同，所形成的味道也是千差百变，这才有了丰富多样

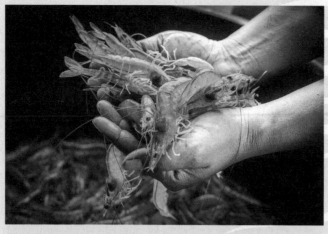

新鲜的虾

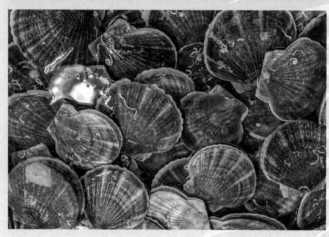

新鲜的扇贝

的海鲜风味。

　　从新鲜度的角度来看，鱼虾贝蟹等各类海鲜的鲜美程度还体现在外观上：对于鱼来说，新鲜鱼体表有透明黏液，鳞片完整有光泽，眼球饱满透亮，肌肉有弹性。新鲜虾体型弯曲、肉质紧连、颜色鲜亮、头胸甲与躯体连接牢固。蛤蜊、牡蛎、贻贝等双壳贝类和海螺单壳贝类，轻敲外壳，会迅速合并双壳或者肉足缩退。

　　因此，海鲜最讲究鲜味和鲜活。

2　海鲜是什么？海洋生物都是海鲜吗？

　　海洋生物种类庞大，当然并不是每一种海洋生物都可以成为我们可以食用的海鲜。像哺乳纲的鲸、海豚，爬行纲的海龟，观赏动物珊瑚等都受到保护而不能食用。有毒的、肉少的、味道差的、可以入中药材的等也不宜称之为海鲜。下面按照生物分类系统对可食用海鲜做一个概括性介绍。

◎无脊椎动物——海鲜物种最多的动物门类

无脊椎动物是指没有脊柱的动物，分为腔肠动物、星虫动物、螠虫动物、软体动物、节肢动物、棘皮动物。

（1）腔肠动物

原始的多细胞动物，可以食用的海鲜有水母，海蜇是其中之一。水母形态各种各样，大小差别很大，有的需要在显微镜下才能鉴别，有的伞盖直径可达一米以上，触手长达十多米，简直像只小型降落伞。海蜇的触手（口腕）能蜇人使人中毒，千万不要用手去抓海蜇，游泳时也要躲避海蜇。餐馆里吃到的海蜇皮和海蜇头分别来自海蜇的伞盖和海蜇的触手。海蜇需要有经验的渔民去捕捉和加工：活海蜇要用明矾和食盐加工成盐渍的海蜇头和海蜇皮，这样才能脱去水分和毒素，并可长期常温保藏。鲜海蜇的伞盖没有毒素可以直接凉拌食用，就像吃凉粉凉皮一样，到海边旅游时可以品尝一下。

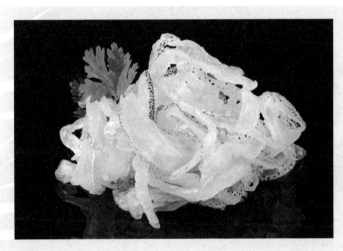

切丝后的海蜇

（2）星虫动物

星虫动物是所有蠕虫状海洋无脊椎动物的通称。身体细长，长度在几毫米至300毫米，圆筒形、不分节、两侧对称，常钻在潮间带泥沙中。

可以称为海鲜星虫之一是沙虫，学名方格星虫。盛产在广西北海、广东湛江。沙虫的成虫生活在海滨沙滩中，体壁肌肉发达，肉味鲜美，蒸炒或者煲汤都很鲜美。挖沙虫时要对准沙滩上沙虫洞，用铁锹迅速挖掘，速度慢了沙虫就会下移到沙虫洞的深处，要费很大力气才能将其挖出来。

另一种海鲜星虫是土笋，学名可口革囊星虫，身长5～10厘米。经过熬煮，虫体所含胶原蛋白溶入水中，冷却后即凝结成味美甘鲜的胶块——土笋冻，一种色香味俱佳的胶冻，食用时配上酱油、陈醋、蒜蓉。土笋冻是福建特色传统小吃。

（3）螠虫动物

烟台海区野生一种长圆筒形的环节动物，浑身软乎乎无毛刺，浅黄色，可蠕动。学名单环刺螠，俗称海肠。它不光长得像裸体海参，其营养价值比起海参也不逊色。活体体型粗大，长约10～30厘米，粗约2～3厘米，吻圆锥形，去内脏烫漂后就会缩成签字笔大小形状。韭菜炒海肠是最佳的搭配，成为胶东海鲜必点菜肴。

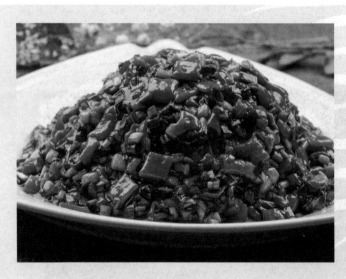

韭菜炒海肠

（4）软体动物

包括头足纲（头脚长在一起）、腹足纲（内脏与脚长在一起，单壳贝类）和瓣鳃纲（双壳贝类）。明显的特征是身体柔软，具有外套膜或贝壳。内脏和步足合长在一起的称为腹足纲，常见的海鲜代表有鲍鱼、海螺等。瓣鳃纲是指双壳贝类，海鲜代表有蛤蜊、牡蛎、扇贝等。头足类的贝壳长到了体内，或退化消失了。头足类的足转化为手腕和漏斗，腕（足）与头相互愈合而成为头足部，可食用海鲜代表有乌贼、鱿鱼、章鱼。

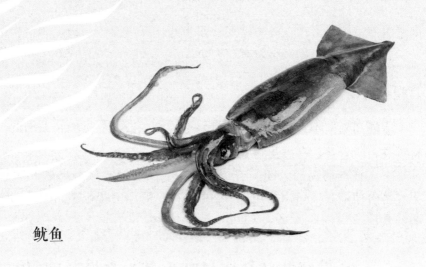

鱿鱼

（5）节肢动物

在已知的一百多万种陆生和海洋动物中，节肢动物约占85%，数目十分惊人，昆虫就属于节肢动物门。节肢动物身体分头、胸和腹三部分，其外壳主要由甲壳素组成，已经知道甲壳素是世界上仅次于纤维素的第二大生物多糖。节肢动物里的海鲜有虾、蟹、虾爬子（皮皮虾）、龙虾、鲎等。

（6）棘皮动物

身体表面长有许多棘，体形多种多样，有星形、球形、圆柱形或树状分枝等，以五辐对称为主。体壁内有石灰质骨片式小板和独立的水管系统。棘皮动物现存种类有五个纲，即海参纲、海星纲、海胆纲、蛇尾纲和百合纲。最有经济价值的是海参纲海鲜，它们身体构造呈黄瓜状，英语单词海参即为seacucumber（海黄瓜）。全世界有20多种食用海参，我国几乎都出产，其中以刺参最为名贵，另外梅花参、海茄子、海地瓜也是可以食用的海参。海胆纲海鲜有紫海胆、马粪海胆，味道鲜美。海星纲海鲜有海星（锐角的五角星状）、海燕（钝角的五角星状），海星只有性腺成熟才能食用，但是味道算不上鲜美。

◎**原索动物**

原索动物是脊索动物中最低等级种类的总称，包括尾索动物亚门和头索动物亚门，世界各海域都能见到。最普通的尾索动物是海鞘，外形极像一把小型茶壶，附生在礁石上，现在是海洋生物活性成分重要的研究对象。头索动物是一类不善于运动的海栖动物，经常隐藏在沙中，最令人注目的是文昌鱼，个体通常5～6厘米，肉味鲜美，堪称美味佳肴，我国厦门、汕头、青岛等地在20

世纪时产量较多，现在极难获取，属于活化石级保护动物，严禁食用。现在作为模式动物用于生物系统发育研究。

◎ **脊椎动物**

脊椎动物是脊索动物门中数量最多、进化地位最高的一大类群。在海洋中有鱼类、爬行类、鸟类及哺乳动物。

海洋脊椎动物最大的类群是鱼类。我国海域的鱼类高达2000种之多，其中经济价值较高，可以食用的有200多种。海洋中爬行类、哺乳动物极少作为海鲜食用。

3 海鲜养殖多还是野生多？容易区别吗？

海鲜既有养殖的也有野生的。有些品种养殖的多，有些是野生的多。

根据《中华人民共和国农业农村部渔业统计年鉴》2023年的数据：海洋水产品产量为3459万吨，占海水和淡水水产品总产量的51%。其中海水养殖产量2277万吨，占海水产品总量的65%；海水捕捞产量为1182万吨，其中海洋捕捞产量为950万吨，远洋渔业产量233万吨，海洋捕捞占捕捞总量的73%。

从以上数据看出，市场上销售的海鲜，养殖的多于野生的。

我国海鲜产量呈现出逐年增加的趋势，从2006年以来我国的海水养殖产量开始超过捕捞产量，随后逐年增加，未来海鲜中海水养殖的比重将会越来越大。

有些海鲜既有养殖的，也有野生的。例如鲈鱼、牙鲆鱼、对虾等。

2021年我国海水养殖鱼类产量为118万吨，虾蟹类产量143万吨，贝类产量1316万吨，藻类产量200万吨，可见在海水养殖产品中，贝类产量占据绝大多数。

养殖模式可分为网箱养殖、池塘养殖、滩涂养殖、工厂化养殖以及其他养殖模式。

鱼类网箱养殖是把多个十余米或几十米方圆的网箱固定在近海海区，将鱼苗放进去养殖，海水可以透过网眼流动换水，因此生长环境几乎是天然的，定时投放饲料，鱼儿在其中自由自在地生活，因此养殖鱼的品质与野生鱼的肉质差别不大。

滩涂养殖是在天然海域状态下的养殖，虽称人工养殖，但不投喂饲料，其品质与野生并无两样，品种有牡蛎、蛤蜊、文蛤、蛏等贝类。

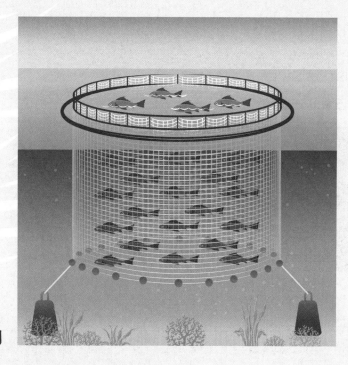

网箱养殖示意图

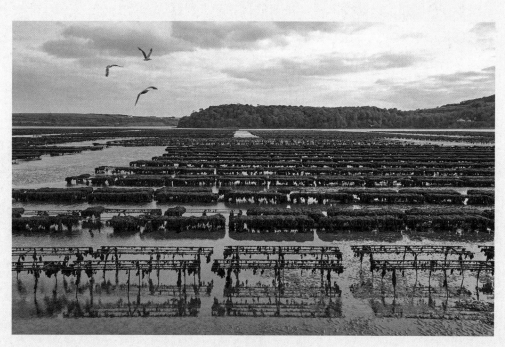

滩涂养殖

池塘养殖是传统养殖模式，养殖的品种很多，例如有对虾、鲈鱼、梭子蟹、海蜇、海参等。这种模式养殖出来的海鲜要比野生的稍逊。

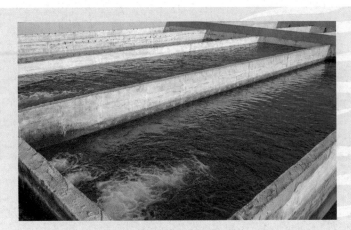

池塘养殖

工厂化养殖是近十几年来发展较快的一类养殖模式。是在近岸陆地上建立养殖车间，采用先进的机械和电子设备控制养殖池中水体质量（温度、光照、溶解氧、pH值）、自动投饵等。多宝鱼、对虾、河豚、石斑鱼、三文鱼、牙鲆等都已采用这种模式养殖，既节省水电，又节省空间，品质还可以调控，为海鲜的供给提供了一种新模式。

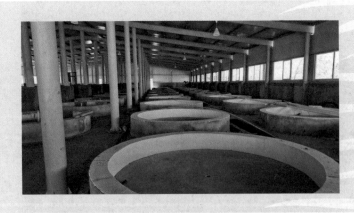

工厂化养殖

吊笼养殖是把贝类或者海参的小苗放在一个个渔网做成的具有多层网板的笼子里，垂吊在海水中，生长1～2年，贝参类摄食海水中的浮游生物生长，几乎不需投喂饵料。这类养殖模式有海参、扇贝、魁蚶、鲍鱼、牡蛎等。

野生的海鲜需要捕捞收获，捕捞分为近海捕捞和远洋捕捞。近海捕捞是指中小型渔船在我国沿海海域数天内的捕捞作业，捕捞的品种有带鱼、鲅鱼、银鲳、黄姑鱼、牙鲆、鲈鱼、石斑、鲳、真鲷、沙丁鱼、鳐、虹、鱿鱼、竹荚鱼、对虾、鹰爪虾、梭子蟹、章鱼等本土品种；远洋捕捞指远离本国渔港或渔业基地，在他国沿岸海域或深海从事捕捞活动的渔业生产。远洋渔业是由机械化自动化程度高、导航仪器设备先进、续航能力长的大型加工母船（具有冷冻、冷藏、水产品加工、综合利用等设备）和多个捕捞子船、运输船、加油后勤保障船组成的捕捞船队。我国目前已经有多个渔业公司具备这样的能力。捕捞的品种有鱿鱼、金枪鱼、鳕鱼、带鱼、鲅鱼、秋刀鱼、南极磷虾等。

既有人工养殖也有野生的海鲜是鲈鱼、黑鲪（许氏平鲉）、牙鲆、大泷六线鱼（黄鱼）、石斑鱼，还有螃蟹、海蜇、对虾、海参、鲍等品种。

几乎都是人工养殖的品种有大黄鱼、多宝鱼（大菱鲆）、河豚、军曹鱼、金鲳（卵形鲳鲹）等。

来源于养殖的虾蟹品种有中国对虾、南美白对虾、日本对虾等多种对虾。不能养殖的野生虾有鹰爪虾（蛎虾）、红虾（管鞭虾）等。

牡蛎、蛤蜊、鲍鱼、竹蛏、海螺、蚶类等贝类是在近海滩涂放苗养殖，不投放饵料，属于半野生半养殖。

有些消费者认为海鲜养殖和野生的风味、安全性不一样，如何通过简便的方法加以判断呢？

以大黄鱼为例，由于摄食饲料多，所处网箱环境小，运动量少，因此表现出脂肪含量偏高、肉质松软、风味清淡、体型偏胖，且鳞片、体表略有碰撞受损的现象，但是其优势是在夜晚捕捞，体色发着金黄色的光泽。而野生大黄鱼运动量大，体型苗条，肉质略硬，风味鲜美，但是体色不算太黄。

石斑鱼养殖的和野生的品质相差不大，只有外皮和肌肉的颜色略有不同。养殖的鱼皮颜色呈深灰色，鱼肉切断面颜色呈灰色。野生石斑鱼的鱼皮颜色较浅亮，鱼肉呈白色。

养殖和野生虾的区分较难。野生虾在大海中生长，所以虾须长，雄虾体色黄、雌虾体色青，虾须能达其身体的 2 ～ 3 倍。同等大小的养殖虾虾须就短了许多。野生虾的虾壳很硬，像一层厚厚的盔甲。而养殖虾虾壳很薄，做熟之后容易咬碎，可轻松剥离。

螃蟹可以通过壳的软硬区分，野生蟹的壳坚硬，养殖蟹的壳较软。

现代育种技术、养殖技术、加工技术的快速发展，已经淡化了野生和养殖的概念，通过感官来鉴别越来越难了。

4 海鲜是如何捕获的?

大海那么大,海鲜是怎么捕上来的呢?当然是渔船捕捞上来的,捕获方式主要有以下几种。

(1)围网和拖网

围网网具较大,每网捕捞量很高。它可以围捕上中层较大的密集鱼群,例如蓝点马鲛、沙丁鱼、带鱼和鲱鱼等。要想用渔网将鱼围住,需要从渔船上将几公里甚至几十公里长的渔网的一端放到海里,另一条船扯住渔网的另一端,将渔网拖曳布成一个大大的包围圈。渔网上端浮子上拉和下端坠子下沉,使其在水中垂直伸展形成围网墙壁包围圈,阻挡鱼群向四周逃散,然后收拢网具的底部,阻止鱼群向下逃遁,然后逐渐收缩网圈,最后用吸鱼泵、捞网起鱼,或者将整个包着鱼的长网衣起吊到渔船甲板上。

拖网渔船作业,就是 1～2 艘船拖着渔网前进,把海里的鱼"兜"进去,拖一段时间再收网。看似简单,实则有学问。要把渔网撑开一个尽量大的口,拖曳时网口又不会向内收缩,需用一根硬质的长杆把渔网的口撑开。拖网渔船一般在离港口几十海里到一百海里左右的海域作业。这种捕捞方式的优点是捕获的鱼虾贝蟹种类较为丰富,缺点是作业时间长,渔获物新鲜度会有所下降。同时拖网对海底生物资源和栖息环境破坏性极大。

(2)近岸网具

有手抛网、定制迷魂阵网和卡住鱼鳃的刺网等多种方式。

手抛网是非常原始的捕鱼方式,需要很高的技巧。渔网以正确的方式撒出后,整个渔网在空中完美张开成一个斗笠状,渔网边缘有一圈铅坠重物,落在水里,铅坠会慢慢下沉收拢在一起,将鱼儿封闭在网内。产量小、劳动强度大。

定制迷魂阵网是用专门的小孔网衣制作的网阵,用竹竿等插立在海边。靠近海水深处的方向张开一个大口,然后逐渐收窄,再摆成一定的弯曲形状,鱼进来后好像行走在迷宫中,由于它只能前进不会后退,很难找到返回的路径,最后就进入到为它们专设的捕捞区。

刺网是根据鱼体尺寸,合理设计编制网孔,一旦鱼冲撞到网衣上,鱼的鳃盖就会卡在网孔里,收网后逐条摘下来。

近岸捕鱼的优点是根据潮汐的涨落当天就有收获，捕获的海鲜以鱼类为主。

（3）海钓

海钓分为矶钓、筏钓、船钓等，针对不同的鱼类使用不同的海钓方式。海钓捕捞量相对较少，但海钓鱼类质量上乘，市场价格高。矶钓和筏钓出现在近岸休闲垂钓，船钓常用于远海。大规模围网捕捞金枪鱼会造成其皮肤和内脏受伤、肌肉组织出现血栓斑块，所以延绳钓（长而粗鱼线的一种海钓方式）就成为金枪鱼最重要的捕捞方式，由主钓线等距离系结许多支线，钓钩上挂小鱼或人造拟饵，抛到海里系上浮球并用锚固定。长的主钓线可以延伸近百公里，上挂数千个钓饵。在水中放置数小时后即可用卷扬机收线起钓，将鱼逐个起吊上船。

鱿鱼是灯光诱捕船钓上来的。在船桅杆挂上灯，夜晚打开光源，鱿鱼有趋光性，就会聚集到渔船周围。渔民把几百个拟饵（做成小鱼小虾形状带有荧光剂的塑胶，下端有排列一卷的鱼钩）系在很长的鱼线上放到海里。鱿鱼看到反光的拟饵时就会用手腕捕食，结果被上面的鱼钩钩住，然后被卷扬机提升离开海水甩到船舱里。

5　三文鱼名字的来源

三文鱼，是英文salmon的音译名，不是鱼的学名，20世纪90年代挪威为推广大西洋鲑在中国海鲜市场上所用的商品名。三文鱼是对鲑鳟鱼类的一个统称，包含鲑科的鲑属和鲑科的鳟属，鲑鱼和海鳟多生活在海洋中，但是产卵前必须溯河而上到淡水中产卵孵化。大西洋鲑肉呈橙红色，纹理清晰且宽，肉质紧实，入口即化，营养价值很高，常以生鱼片的形式出现在各种料理中。由于大西洋鲑在市场上占主导地位，时间久了，"三文鱼"就成为大西洋鲑鱼的专用名称了。

鲑鱼是生长在太平洋北部及欧洲、亚洲和美洲北部海区的冷水鱼类。多种鲑鱼从世界各地进口到我国，分为大西洋鲑、银鲑（银大马哈鱼）、驼背大马哈鱼、红大马哈鱼、大鳞大马哈鱼、孟苏大马哈鱼、狗大马哈鱼、细鳞大马哈鱼和樱桃大马哈鱼。我国黑龙江出产的大马哈鱼也是鲑鱼的一种，学名太平洋鲑。

动物肉常常被分为"白肉"和"红肉"。海鲜一般被认为是白肉的典型代表，具有肌肉纤维细腻、脂肪含量低的特点，具有降低心脑血管疾病的发病率的辅助功能。但是，海鲜的肉也并不全是白色的，比如三文鱼就是个例外，它的肉是橙红色的，那么，三文鱼肉是不是应该被归为红肉的范畴呢？根据世界卫生组织的定义，"红肉"指的是哺乳动物的肌肉，常见的包括猪肉、牛肉、羊肉等。而鸡、鸭等禽肉以及鱼、虾等水产，则被统一称为"白肉"。红肉之所以会显示红色，主要是因为其中含有较多血红蛋白和肌红蛋白，所以会显示出血红素的红色；而白肉中这部分的含量较少，所以颜色显示肉质本身的颜色。

三文鱼肉为什么会显示出橙红色呢？三文鱼经常捕食小型甲壳动物，从而获得丰富的虾青素。与其它鱼类把虾青素储存在卵巢和体表不同的是，三文鱼能够把虾青素富集储存在肌肉细胞里，所以它的鱼肉能显示橙红色。虾青素除了给三文鱼带来漂亮的肉色外，还有极高的营养价值。作为著名的抗氧化剂，虾青素的抗氧化能力是普通维生素E的550～1000倍，能有效抗击自由基，延缓衰老，同时还能够保护皮肤免受紫外线的伤害。

需要指明的是淡水养殖的虹鳟外观性状与大西洋鲑接近，只是体积稍小，体表颜色有差异。但是其肉片的外观、颜色、纹理与大西洋鲑的肌肉非常相像，非专业人士很难判断。

6 金枪鱼的那些事

许多海鲜可以生食，其中最贵、最有影响力、销量最大的应是金枪鱼了。金枪鱼的吃法多样，有生鱼片、罐头、木鱼花等。

从风味、质构和营养来说，金枪鱼的最佳吃法就是生食。不管是丰腴肥美的腹部，还是肉质坚实的背部，切成生鱼片都有自己独特的味道。当然腹部鱼肉油脂丰富，如雪花般密布，肉质鲜滑，香味极有冲击性，口感绵长，用舌尖轻轻一顶就化散开来。老食客往往不蘸酱油或是芥末等任何佐料，就吃原汁原味。

你知道世界上最坚硬的食物是什么吗？就是鲣鱼干（木鱼花、柴鱼花），是由一种小型金枪鱼鲣鱼发酵干燥后削成的薄片，就像用木刨刨成的木花木屑，因此称之为木鱼花，是日本料理和中餐的常用调料，味道鲜香，火锅、煲汤、凉拌菜都可用。最常出现在章鱼小丸子上边，那些薄薄的、浅黄色的纸片状轻絮就是。以前保鲜技术不发达，渔民为了保存鲣鱼，就加盐腌制发酵风干，干燥时间长了就变得非常坚硬，据说是世界上最硬的食物，只能用刨刀片成碎片，现在网店上很容易买到。

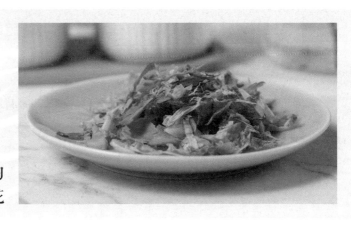

章鱼小丸子上的
木鱼花

罐头也是金枪鱼最常见的产品，油浸金枪鱼罐头现在几乎世界上每个国家都有销售。

金枪鱼是大洋暖水性洄游鱼类，硬骨鱼纲、鲭形目、鲭科，能捕获到的种类有适合生食的蓝鳍金枪鱼、大眼金枪鱼、长鳍金枪鱼，适合做罐头的黄鳍金枪鱼，做木鱼花的鲔、鲣（炮弹鱼）等30多种。通常体型巨大，呈光滑的流线形，体重在几十到上百千克，体长达1～4米。金枪鱼是海洋中游速最快的生物之一，瞬时时速可达160千米，平均时速约60～80千米，就像高速路上的小汽车一样快，海洋中只有鲨鱼、海豚可与之媲美，并且它的旅行范围可以远达数千公里，可作跨洋环游。金枪鱼从出生后就得不停地游动，这样海水才

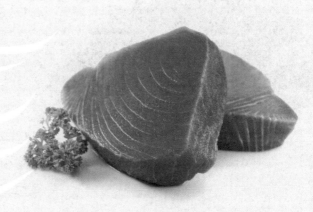

金枪鱼肉

会流经它的鳃丝，以便获得氧气，一旦停止游泳就会窒息而死，并且还要靠持续游泳避免身体下沉。由于运动量大、需氧量高，所以其鱼肉中含有大量容易与氧结合的肌红蛋白和血红蛋白。金枪鱼以上这些性质造就了鱼肉高脂肪、高血氧蛋白的特征，必须超低温-40℃以下保存，肉色才不会变暗。

21世纪以来我国研发了金枪鱼远洋捕捞技术、超低温冷冻技术及其装备，使得金枪鱼价格大大回落，百姓美餐新鲜的金枪鱼生鱼片成为现实。

7 棘皮动物（海参、海胆、海星）的哪些部位可以食用？

棘皮动物就是表皮上长满了棘刺的动物。这些棘刺可以帮助身体移动，也可以成为抵御敌害的保护层。最常见的棘皮动物有海参、海胆和海星。尽管都有棘刺，但是这些棘刺的形状和性质却大相径庭。此外它们营养成分的种类和含量也各不相同，风味更是各有千秋。

海参全身长满肉刺，肉刺越是坚挺，说明海参越是健康，同时肉质也饱满坚韧，加工出成率高。海参同人参、燕窝、鱼翅齐名，都是名贵的海珍品，也是名贵的中药材，海参皂苷素、氨基己糖醛酸、岩藻糖等具有极高滋补作用。海参的整体都可以使用，即使海参肠、海参卵也可以食用，炒蒸煮都可。

海参还有令人称奇的是，海参的外皮和棘刺都是软绵绵的肉质，没有硬骨板，可是鱼虾贝蟹都不吃它，现在也不知什么原因。

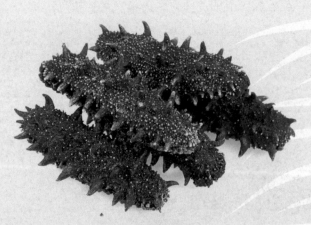

干海参产品

海胆、海星、海参都属于棘皮动物，但海胆和海星不像海参那样长着柔软的身体，而是披着坚硬的盔甲。很多人被它们漂亮的外貌所吸引，不熟悉它们的人认为只能作为观赏品，而不能作为美食。

海胆球形外壳由带有棘刺的坚硬石灰质构成，浑身长满刺像陆地上的刺猬，这些硬棘刺可以活动，用来移动并保护着壳体。海胆没有肌肉，可食部是腺体，性成熟的海胆壳内会有5对生殖腺充满整个体腔，呈黄色的稠粥样物，海边人称为"海胆黄"，这就是可以食用的部分，其含有大量结构蛋白、卵磷脂等生物活性物质，有很强的保健功效。海胆体腔液汁较丰富，餐馆往往把鸡蛋打入到壳内，与腺体、液汁一起搅拌，蒸熟，名曰海胆蒸蛋；如果在非产卵季节，这时蒸蛋里几乎没有腺体，只有一点液汁。海胆只有在产卵期生殖腺才发达，卵黄的可食部分才较多，甚至可以将卵黄取出，生食或做海胆粥、海胆炒饭等。因此，吃海胆蒸蛋，一定要选准季节，紫海胆在6～9月份，其个体直径5～8厘米；马粪海胆4～5月份是最佳时段，个体直径3～6厘米。其他季节海胆体内几乎都是液体，不宜购买。

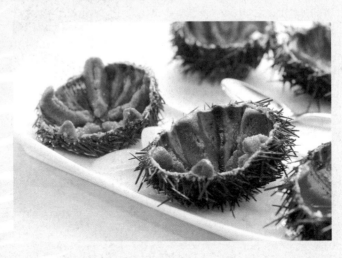

海胆

海胆若要生食，可用刀剪打开海胆外壳，以口部为中心，向外沿开口一圈，剖开硬质外壳，挑取活海胆黄直接入口或蘸调料吃，其味道鲜美至极。我国沿海渔民有用盐腌制海胆黄做酱的习俗，可存放数月不坏。大连常用新鲜海胆黄作汤，也可与鸡蛋一同炒或蒸。广东渔民还用海胆制作海胆粽和腌海胆。不管哪种做法，都应采用性腺成熟的海胆。

海星喜欢在沙滩上晒太阳，看似可爱，实际上是双壳贝类的天敌，经常发生海星大规模暴发，海里的蛤蜊被大面积吃掉的事件。

海星的表面也是布满棘刺，但是比海参的硬，比海胆的软。海星一般是有五个角，也有六个角、七个角甚至更多的。尖角（锐角）的叫做海星，像鹅掌一样钝角的称为海燕。海星的体型大小不一，小的角端距离2～5厘米，大的可到90厘米；体色也不尽相同，几乎每只不重样，最常见的颜色有橘黄色、红色、紫色、黄色和青色等。海星即便被撕成两半，也不会死掉，反而会分别长成两个。

海星整个身体由许多钙质骨板借结缔组织结合而成，体表有突出的棘、瘤或疣等附属物。海星几乎没有肉可以吃，外壳、触角吃起来像沙子，通常只能吃海星中间的生殖腺，俗称海星黄。蒸熟后掰开触角，可以看到里边的海星黄，食之有异味，少吃点尝尝就可以了。春秋季是海星繁殖季节，生殖腺最肥大。

海星含有海星皂苷等具有特殊功效的物质，整体焙干后可以入中药。

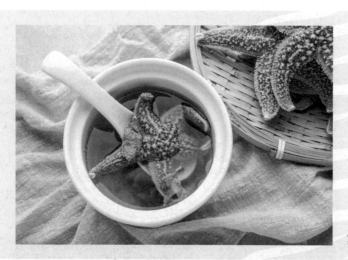

海星

8 如何区别蚶类三兄弟？

蚶是一类海洋动物的总称，有三个品种，它们最适生活海域依次是南海、东海、黄海，个体从小到大是泥蚶、毛蚶、魁蚶，这些都是当地著名的小海鲜。

泥蚶，俗名血蚶。打开壳能看到色如鲜血的汁液，这些汁液富含血红素，呈现出鲜红色，故得名血蚶。海南人就称它为血蚶，广东人称它为"蜊蚶"，潮汕地区的人们则习惯单称为"蚶"。泥蚶是一种营养价值很高的海洋生物，人们食用血蚶后可以快速吸收营养成分，能缓解身体虚弱，提高身体素质。既然泥蚶中有鲜血般的汁液，那么吃泥蚶能补血吗？有研究表明，泥蚶的确有着补血的功效，含有的血红蛋白和维生素B_{12}都有补血的作用。泥蚶外壳滑、白、薄，壳长3～4厘米，壳面瓦屋棱放射肋约22条。泥蚶主要分布在中国南方沿海及东南亚各地近陆的浅海泥沙中。

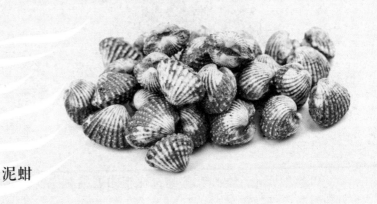

泥蚶

毛蚶，俗名毛蛤蜊，壳面较黑，背有褐色绒毛，故起名毛蚶。体型比魁蚶小，但比血蚶稍大一些。壳长4～5厘米，壳面膨胀呈卵圆形，右壳稍小，左壳较大，壳顶突出而内卷且偏于前方；壳面瓦屋棱放射肋约36条。毛蚶北起鸭绿江口，南至广西沿海都有分布。

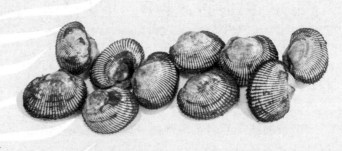

毛蚶

魁蚶又称赤贝，壳面白色，被棕色绒毛状壳皮，有的肋沟呈黑褐色。外壳8～9厘米长，坚实且厚，极膨胀，左右两壳相等，呈斜卵圆形；壳面瓦屋棱放射肋以43条居多。主产区是黄海北部大连、丹东，唐山，山东北部沿海。

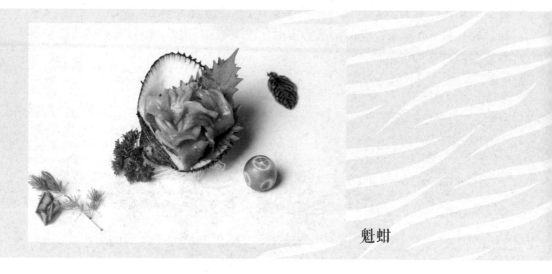

魁蚶

从口感来比较，血蚶和魁蚶都比毛蚶要细腻嫩滑，当然价格也更高一些，毛蚶的肉质口感则更硬朗、坚韧。

海边人通常用开水浇烫泥蚶、毛蚶外壳，闭壳肌受热后熟化，失去了收缩能力，蚶肉与壳很容易分开，血水丰盈，肉质鲜嫩。由于开水加热的过程很短，泥蚶、毛蚶内部蛋白质未发生变性，能较好地保持肉的生鲜口感和风味，所以烫着吃的口感最佳。如果烫煮时间过长，蚶肉完全熟了，则蚶肉呈苍黄色且干瘪，口感较硬。蚶内脏平时寄生着大量细菌，生吃或者仅仅简单地漂烫不能杀死致病菌，可能引发细菌性腹泻，因此还是煮熟煮透了吃比较安全。魁蚶可以生食是因为我们仅取食它的足部肌肉，不吃带有细菌的内脏。

9 海肠、土笋、星虫是同一种动物吗？

海里有一种生物为细长柔软、体表光滑的圆筒状蠕虫，长10～30厘米，粗1～3厘米，就像一根肠子可以蠕动。这种海鲜在山东称为海肠，福建称为土笋，两广地区称为星虫。那么它们是同一种生物吗？作为海鲜有什么特点？

山东海肠，学名单环刺螠，属于螠虫动物门，俗称海肠、海鸡子。海洋底栖滤食性无脊椎动物，生活于泥沙质海底。主要分布于我国黄海、渤海沿岸。形体呈腊肠状，呈粉红、紫红或黑红色，其体长10～30厘米，粗2～3.5厘米，浑身无毛刺。单环刺螠味道鲜美、鲜滑脆爽，自古以来就是有名的海洋食材，韭菜炒海肠是胶东地区最著名的海鲜名菜之一。海肠体内有丰富的呈味氨基酸，可用于制作天然调味料。

福建土笋，又名涂笋、海泥虫、泥丁，像是大蚯蚓生活在滩涂上，学名可口革囊星虫，属于星虫动物门，身体黑色，外形短肥，一头圆一头尖，体长10厘米；其干基含蛋白质83.6%、脂肪1.58%、灰分0.42%、总糖4.88%。

福建传统小吃土笋冻不是竹笋做的，而是用可口革囊星虫熬制而成的。以土笋为原料，清洗、去脏、加水熬煮到胶原蛋白溶入水中，冷却凝结而成的冻品即为土笋冻，属蛋白质凝胶产品。土笋冻呈灰白色，晶莹透明，香嫩清脆，富有弹性，加调料风味更好。

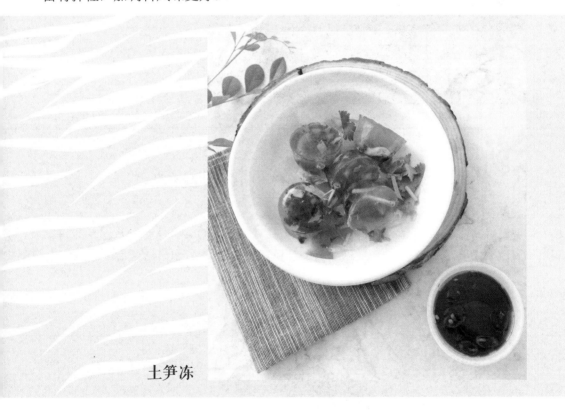

土笋冻

广东星虫，学名方格星虫，属于星虫动物门、方格星虫纲、方格星虫目、方格星虫科，俗名沙虫，又叫海人参、沙肠子等。方格星虫对生存环境要求比较苛刻，是海洋生态环境好的标志生物。

方格星虫是一种穴居爬行环节动物，形状很像一根肠子，呈长筒形，两头粗细均匀，体长10～20厘米，且浑身光裸无毛，体壁纵肌成束，每环肌交错排列，形成方块格子状花纹。方格星虫肉嫩味美，是我国南海著名的海鲜。当地人蒸煮直接食用或烤制成沙虫干后食用，蒸、炒、炖皆可，味道鲜美，有"天然味精"之称。

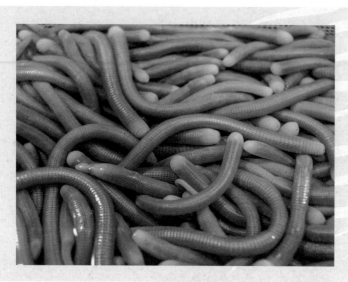

方格星虫

10 如何区分鱿鱼、乌贼、章鱼?

鱿鱼、乌贼以及章鱼，人们戏称其为"软氏三兄弟"。不少人对之分辨不清、混淆一体。但其实它们最明显的区别就是外在体型和口感不同。

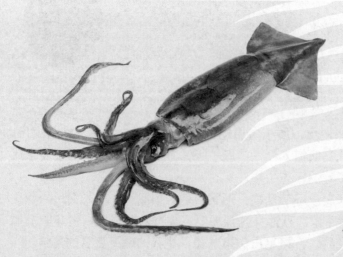

鱿鱼

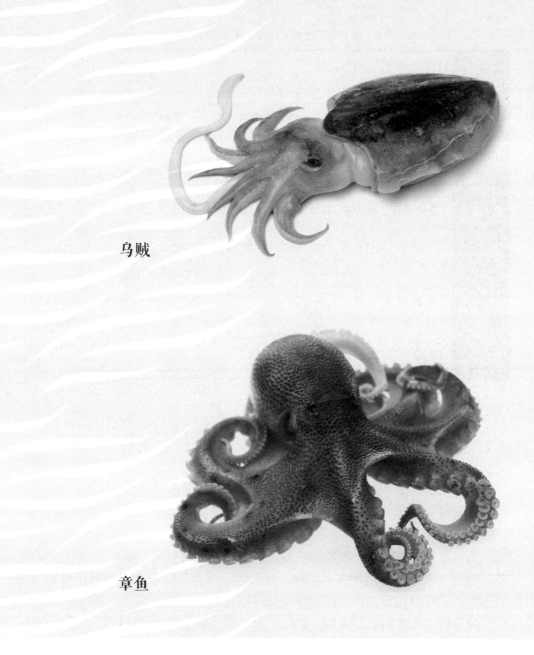

乌贼

章鱼

　　鱿鱼、乌贼、章鱼，它们虽然叫鱼但并不是鱼，而是软体动物的头足类，又称头足纲，顾名思义，就是足（脚）长在头上的意思。所谓软体动物，就是身体柔软、有体腔的动物，游泳靠外套膜吸水从漏斗反方向射出推动身体向前方快速前行。鱿鱼、章鱼、乌贼生物特征见表1-1。

表1-1　鱿鱼、乌贼、章鱼生物特征

学名	鱿鱼	乌贼	章鱼
俗称	柔鱼，枪乌贼	乌鱼，墨鱼，花枝	八爪鱼，八带蛸
种属	头足纲、管鱿目	头足纲、乌贼目	头足纲、八腕目
身体结构	十条腕足，体内有透明软骨片，有外套膜和喷水漏斗	十条腕足，身体有硬骨板（海螵蛸），有外套膜和喷水漏斗	八条腕足，体内无软骨，有外套膜和喷水漏斗
外观形态	身体狭长，管状物	身体呈囊状，貌似袋子	体圆、腿长
生活习性	游动快，洄游距离长，有趋光性	能快速游动，近岸活动，喜欢光亮	用腕吸盘海底缓慢爬行，也能快速游动躲避敌害；对光线敏感，喜欢黑暗环境
捕获方式	夜晚利用其趋光性，网捕或钓捕	网捕、钓捕	利用其钻洞习性，用陶罐、海螺壳、塑料瓶等诱捕，也有网捕
食用方式	生食、铁板烧、烧烤、油炸等	饺子、丸子、爆炒、煲汤等	可生食，也可熟食。葱拌、辣炒、章鱼小丸子等

11　如何区分裙带菜和海带？

　　海带和裙带菜这两种海藻想必大家不陌生，两者的颜色口感都差不多，因此常有人将这两种海藻混淆，甚至认为是同一个物种，事实上它们的差别还不小呢。

　　海带属于褐藻门、褐藻纲、海带目、海带科、海带属，是冷水性潮下带褐藻，为北太平洋西北沿岸特有物种，在我国山东、辽宁等北方海域多有养殖，经温度适应性驯化后，在水温相对较高的福建也可以养殖了。裙带菜属于褐藻门、褐藻纲、海带目、翅藻科、裙带菜属。裙带菜也是北太平洋西北沿岸特有的冷水性潮下带褐藻，中国、日本、朝鲜半岛都是原产地。海带的养殖产量比裙带菜大得多，价格也比裙带菜低一些。

　　海带与裙带菜的颜色相似，均为褐色，但其外形差异较大。海带的大叶子叫做孢子体，由叶片、柄和固着器三部分组成。叶片中央有两条平行纵向的浅纵沟，纵沟中间的中部较厚，两侧较薄且有皱褶；叶片基部与柄连接的部分为藻体的生长点固着器，由多条自柄部生出的圆柱形假根组成，假根末端有吸盘，可以将海带固着在沙石或者绳索上。

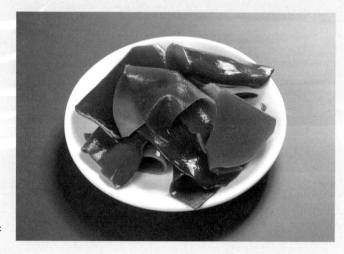

烫漂后的海带

裙带菜的孢子体也分为叶片、柄和固着器三部分，同海带相比，裙带菜各部分的形态分化更为明显。裙带菜的柄稍长，呈扁压状，延伸并贯穿叶片中央形成中肋。与海带宽大的片状叶片不同，裙带菜的叶片是在中肋两侧生的羽状裂叶片，裂开的叶片像跳草裙舞时垂下的裙带。当裙带菜成熟时，其柄的基部会形成木耳状重叠的孢子叶，这是与海带最大的不同。

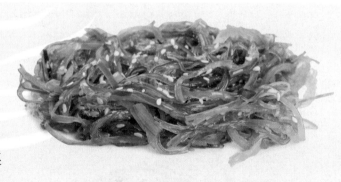

凉拌裙带菜

海带和裙带菜都是营养价值很高的海洋蔬菜，具有几乎相同的食用方式。我们买到的一般是已经干制的海带和裙带菜，可以用水泡发，复水后可以凉拌。将复水后海带或裙带菜切丝或切块，直接与各种香辛料、配菜拌匀后即成美味凉菜。如果我们买到的海带和裙带菜是绿色的，那是经过了热烫漂加工，烫漂会分解褐藻中褐色的色素，叶绿素的颜色就会显现出来，它们就从褐色变成绿色。海带和裙带菜还可以做汤类、涮锅类；也可以炖炒，做饺子馅或者包子馅。

两者都含有大量独特的带负电多糖，作为优质膳食纤维，具有降低血压、防治动脉硬化和便秘的作用。

海带中的碘含量极为丰富，具有"碘库"之称，可以防治甲状腺肿大；还含有丰富的钙，可防治软骨病、骨质疏松。裙带菜含有钙、铁、碘等人体需要的几乎所有的矿物质，类胡萝卜素含量也很高。

12 生蚝与牡蛎有什么区别?

生蚝和牡蛎是同一种生物，没有区别，只是在不同场合对其不同状态的称呼不同罢了。通俗的解释是"生蚝"是鲜活牡蛎，甚至是可以生食的牡蛎。加热做熟的牡蛎少有人称其生蚝。

牡蛎，也叫蚝、蛎黄、海蛎子、蛎蛤等。其名称与各地的风俗习惯有关。在不同的海域生活着不同品种的牡蛎，从外观看，外行人是很难把它们区分开的，动物学把牡蛎分为太平洋牡蛎、近江牡蛎、褶牡蛎、长牡蛎等品种。不管哪种牡蛎都有两个贝壳，一个小而平，另一个大而隆起，壳的表面凹凸不平。牡蛎的肉可以食用，又能提制蚝油。肉、壳、油都可入中药。牡蛎是所有食物中含锌最丰富的食材，每100克牡蛎肉，含锌71.2毫克，而且这种锌是与蛋白质相结合的活性锌，很容易被人体吸收。

牡蛎在亚热带、热带沿海都适宜养殖，在我国分布很广，北起鸭绿江口，南至海南岛，沿海都出产，咸淡水交界所产牡蛎尤为肥美。

我国人工养蚝区称蛎塘或蚝塘。养殖模式多种多样，有附石而生的，有底播自由生长的，还有吊笼或延绳养殖的。

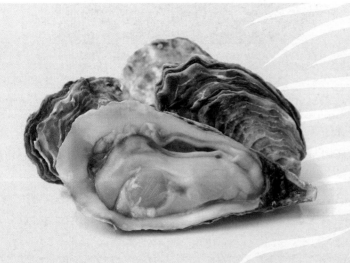

牡蛎

出产自洁净水域的牡蛎，经检验合格是可以生食的，这种风俗在中国广东和法国都把此当做一种高档的海鲜享受，是一种当地的饮食文化现象。

除此之外，海蛎炒鸡蛋是海边餐馆的必备菜品。闽南和台湾著名小吃蚵蛎煎，普通话叫作"海蛎煎"，就是以牡蛎调和地瓜淀粉和鸡蛋煎制而成的。

13 海蟹那么多，哪种更好吃?

(1) 梭子蟹

又称梭蟹、白蟹、枪蟹，其背部甲壳中间有三个突起，头胸甲形状就像织布机上的梭子而得名，全国沿海都产，养殖产量极高，三疣梭子蟹、三星梭子蟹是最常见的。肉色洁白，肉质细嫩，味道鲜美，雄蟹多膏，雌蟹多黄，膏黄似凝脂，滋味醇香，九十月份最为肥美，蒸食尤佳。

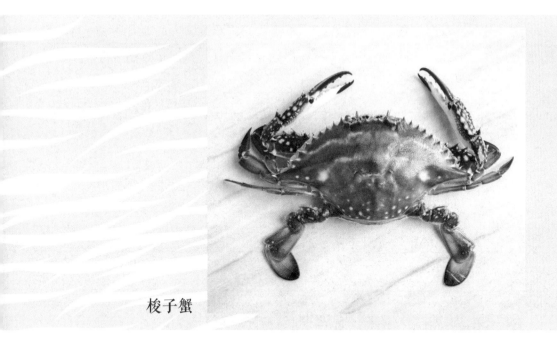

梭子蟹

(2) 花蟹

花蟹学名远海梭子蟹，俗称远洋梭子蟹、蓝蟹、沙蟹、花脚市仔。花蟹的壳上有明显的星斑，深浅不一的蓝色底色。因颜色鲜艳而得名。蟹盖的两面呈尖形，大螯边缘呈殷红色，螯足和步足末端颜色为蓝黑色。盛产于南海、东海，夏季、秋季最肥，适合清蒸或小炒。

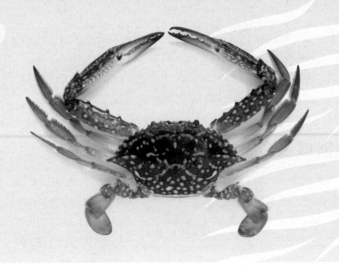

花蟹

（3）青蟹

青蟹学名锯缘青蟹，分为膏蟹和肉蟹，膏蟹是雌性青蟹，肉蟹是雄性青蟹。东海、南海都盛产，淡水和咸水都可生长。双螯肥大，蟹肉纤维分明，味道甘香可口，入口松化，滋味无穷，被视为珍贵海鲜。现养殖量较大，一年四季都可吃到，可蒸食、煲粥、蟹煲等。

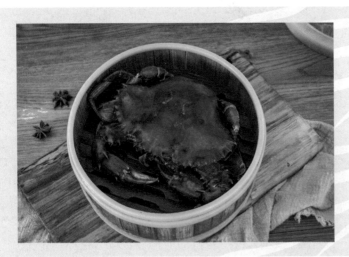

青蟹

（4）赤甲红

学名日本蟳，又称石甲红、海蟳、石蟹，其腹部和腿缘略呈红色。我国沿海均产，渤海的质量最佳。赤甲红肉质细嫩，味道鲜美，外壳却异常坚硬，食用时需要钳子等工具，一般以蒸食为主。

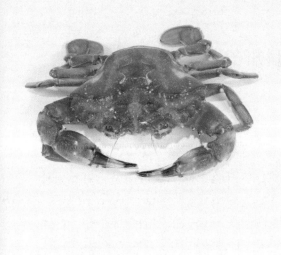

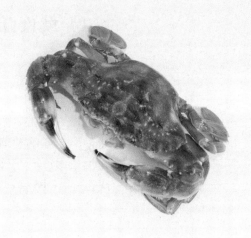

赤甲红

（5）面包蟹

面包蟹体型丰满，外形好似一个巨大面包，蟹肉洁白又厚又嫩，橘红色的是蟹黄，白色的是蟹膏。

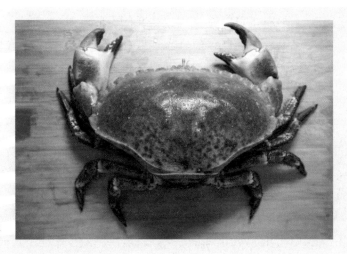

面包蟹

（6）其他

其他常见的如帝王蟹、珍宝蟹、雪蟹等国内自然资源较少，市面上的都是从国外进口而来。蟹腿既长又粗，内有丰满的白肉，甜鲜可口，适合生食或蒸食。

14 鱿鱼百科知多少？

　　无论是在大漠茫茫的边陲，还是牛羊遍地的草原，物产丰富的江南，冰天雪地的东北，在集市或者美食街几乎都能看到火爆的铁板鱿鱼。看着烧烤达人戴着手套，拿着铲子，翻动着鱿鱼，听着油渍发出的响声，随着酱料一层一层地刷上去，让人难以抗拒的香味随风飘来。为什么美味的鱿鱼随处可见？为什么鱿鱼的色香味能被普遍接受？

　　鱿鱼是生活在海洋中的软体动物。身体分为头部、很短的颈部和躯干，体形呈圆锥状，体色多彩但死后显苍白，头上生有触足10条，两长八短。优质的鱿鱼体形完整，有光泽，肉肥厚、紧实、有弹性。鱼头与身体连接紧密，不易拉断。

　　所有种类的鱿鱼都抛弃了沉重的外壳，转化成轻软透明的内骨板支持身体，利于快速游动。鱿鱼除了富含蛋白质及人体所需的氨基酸外，还含有大量具有消炎、镇痛、保持机体渗透压平衡、维持正常视觉功能的活性物质牛磺酸。鱿鱼还含有较多具有鲜味和甜味的氧化三甲胺，对鱿鱼的风味贡献极大，但随着鲜度下降会逐渐分解成三甲胺，就变成了难闻的鱼腥味。这也是海鲜刚出水时没有不良气味，放置一会即有腥臭味的原因。

　　那么鱿鱼到底该怎么做才好吃？最常见的可能就是铁板鱿鱼了，此外还可以炒鱿鱼花、鱿鱼圈，炸鱿鱼条，煲汤等。

　　我国是全球最大的鱿鱼捕捞国。捕获的鱿鱼品种主要有日本枪乌贼、中国枪乌贼、阿根廷鱿鱼和秘鲁鱿鱼等，它们的外观尽管很相像，但体长各不相同。

　　日本枪乌贼在南方叫做句公，北方叫笔管。因为它身体呈圆锥形，状如毛笔，也被称为笔管蛸。这种鱿鱼体长只有十厘米，体薄腕细，肉质细嫩。烹制时几乎不需要摘取内脏。开水焯后，外形变得鼓圆，宛如兔身，而支棱的腕则犹如竖起的兔耳朵，所以有时也称海兔。

　　中国枪乌贼也称做台湾锁管、台湾枪乌贼、长筒鱿鱼等，主产于我国南海，体长20～30厘米，整体呈圆锥形，末端很尖，形状很像标枪的枪头，所以叫它枪乌贼，在海里是游泳健将。它肉甜、细嫩、肥厚，适合烤、炸、炒等多种做法，也可加工成鱿鱼干。

　　阿根廷鱿鱼，又称赤鱿鱼，体表红色，个体大，30～40厘米，肉厚味鲜，主要分布在阿根廷西部的南大西洋海域。是全球重要的食用鱿鱼品种之一，被誉为"水产蛋白"，其肉质肥厚细腻，香滑Q弹，脆嫩不韧，做法也多元化，烤、煎、烧皆可。

秘鲁鱿鱼又叫巨型枪乌贼，最小的300克，大的可达200千克。其生长迅速，体积几乎可以无限生长。这种鱿鱼主要分布在太平洋以东的海域，钩钓捕捞上船后直接就分割处理，内脏丢弃到海里，胴体切块冷冻运回。秘鲁鱿鱼虽然是高蛋白质低脂肪的物种，但是20世纪无人问津，这是因为其鱼体内有一种酸味，不受待见，但自从中国发明排酸技术以后，秘鲁鱿鱼也逐渐被消费者认可。

15　最小的虾有多小？

海鲜市场经常见到的虾，个体都较大，例如中国对虾、南美白对虾、蛎虾、红虾等它们的尺寸大多都在5cm以上。海边人愿意吃的毫米级、纳米级的小虾味道更是鲜美。由于只能用很细网眼的网具捕捞，因此产量也不大，很少有加工上市，一般都是在沿海当地鲜销了。

个体最小的虾当属糠虾，最小的个体只有3mm，大的可达10mm以上。蠓子虾也很小，个体在3～5mm，大的可达8mm，形同蠓虫故名蠓子虾。太平洋磷虾（眼子虾）大多在12～15mm。

特别介绍一种小海鲜，末货——最小的糠虾，青岛海边人戏称为纳米虾。它的体长仅有数毫米，看起来就是一团酱，取出几个放到清水里，才能看清它的面目。"末货"呈半透明状，前端有两个黑点是眼睛。古时渔民一网捕上来的海货中有鱼虾蟹等大渔货，也有鱼贝蟹等中等渔货，剩下的极小海货称为末货。糠虾多见于青岛附近海区，威海海区也有少量出产。

以上介绍的这些小虾与鸡蛋炒或者蒸最为出名，另外做汤也是特别鲜美。以蠓子虾为原料，加上食盐，经过漫长的自然发酵制成的虾酱，鲜香无比，是所有虾酱中品质最好的。威海的蠓子虾酱被评为山东省非物质文化遗产。

16　海产八珍是哪些？

物以稀为贵，古时海珍品是指难以获得的海鲜。我国"海产八珍"以滋味和高贵驰名，更以营养丰富誉贯全球。"海产八珍"包括海参、鲍鱼、鱼翅、鱼肚、干贝、鱼唇、鱼骨、鱼子，现在燕窝也被视为海珍品。

（1）海参

刺参的干制品。在古代稀有、价高，要经过捕捞、加工、涨发、烹制等程序，极其麻烦，因此只能是在高档餐馆中由专门的厨师烹饪给富人享用。

（2）鲍鱼

活鲍加工成的干鲍。由于其生长慢，个体越大价格越高，一般要生长数年以上才能作为食材原料，再加上古时采捕难、加工复杂、烹制有技巧，显得尤为珍贵。干鲍做成的菜肴肉质细嫩，味道鲜美，营养丰富。

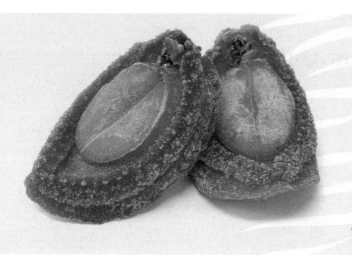

鲍鱼

（3）鱼翅

用鲨鱼（指非保护动物）的背鳍、腹鳍、尾鳍等鳍部，经漂洗、晒干、脱腥后入锅煮，捞出后刮沙、切片、抽丝、干燥而成。鱼鳍只占鲨鱼体重的5%，所以显得稀有而名贵。其丝状体洁白透明，富有弹性，含有丰富的胶质蛋白质、钙、磷等物质，被作为上等菜肴之原料。

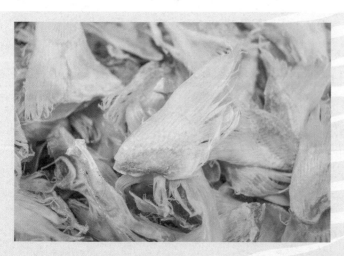

鱼翅

（4）鱼肚

鱼鳔加工而成的干制品，也称鱼胶、花胶。这里的鱼肚是指主管鱼类在水中升降的器官鱼鳔，不是指消化器官鱼胃。鱼肚以大、厚、干、洁净、透明、涨发性强、有透明感的为上品。八珍的鱼肚特指石首鱼科的鳘鱼（鮸鱼）、大黄鱼、黄姑鱼等鱼的鳔，尤以鳘鱼鳔最为名贵，其前端有两个像小耳朵一样的凸出是其特征。烹调食用前需用水发或油发，且发制有技巧。鱼肚的化学组成几乎都是胶原蛋白，具有较高的药用价值，有补气血、润肺健脾、滋肝养胃等功效。

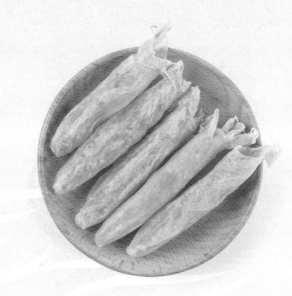

鱼肚

（5）干贝

干贝是用江珧贝或栉孔扇贝的闭壳肌煮熟、晒干制成的。个体饱满，粒径大于1厘米。每个扇贝只能取出一个闭壳肌，是贝肉中的精华，因此名贵。食用时，要先用冷水浸泡，蒸软后烹制食用。现在也有用养殖的海湾扇贝闭壳肌为原料的，但是其个体较小。

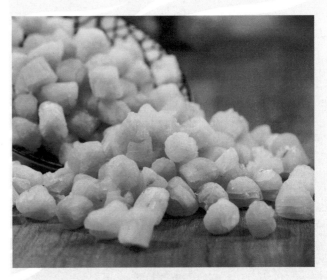

干贝

（6）鱼子

海珍鱼子特指来自大马哈鱼的鱼卵，由于古时保鲜技术有限，多用食盐腌渍，或者晒干保存。

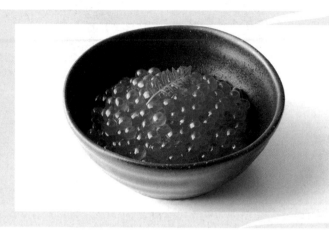

鱼子

（7）鱼唇

采用鲨鱼、鳐鱼等软骨鱼类的唇部加工而成的干制品，含有丰富的胶质。

（8）鱼骨

用鲨鱼和鳐鱼等头骨、颚骨、鳍基骨等软骨干制而成。

（9）燕窝

燕窝是东南亚及我国南海诸岛的金丝燕所吐的黏液垒筑成的窝巢，其颜色洁白，呈半透明。由于金丝燕的食物是小鱼小虾，吐出的黏液成分是半消化的鱼虾成分，因此也把燕窝归为海珍品。

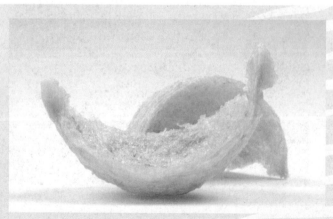

燕窝

干海参、干鲍鱼、鱼翅、燕窝等海珍品价格每斤数千元，为什么这么贵呢？这与养殖、捕捞、加工有直接的关系。海参和鲍鱼的养殖周期需要3～5年，在古代野生参鲍的生长时间会更长。以活海参每斤一百元计，加工一斤干海参需要35斤活海参原料，因此一斤干海参仅成本就要三千多元。干鲍鱼、干贝也基本如此。鱼翅、鱼唇、鱼骨是采用鲨鱼的鱼鳍等部位，鲨鱼在海里不聚群，难以大量捕获，而且对制鱼翅鲨鱼品种还有特别要求，加之鱼翅、鱼唇、鱼骨在鲨鱼体内占比太小，因此制作鱼翅、鱼唇等原料极难获取，价格自然就极高。古代鱼肚仅采用鳖鱼的鱼鳔。燕窝是人工攀岩采取后，加工制成的干制品。

可以看出以上海珍品普遍是生产周期长、产量不稳定、养殖条件严格、捕捞难度大、可食部分占比小，也因此更显珍贵。

17 鱼雌雄个体差别可以有多大？

动物中有些种类雌雄个体差异非常明显，例如狮子、孔雀、鸡。鱼类也有雌雄差异，你知道哪些鱼类雌雄差别巨大吗？

你见过丑陋的鮟鱇鱼吗？它的鱼肝、鱼肉、鱼骨、鱼胃都是海鲜美味。它肉质如同龙虾，结实不松散，弹性十足。它的鱼肝有"海中鹅肝"的美誉，蒸或生食都很好吃，口感比鹅肝少一分肥腻，比鸭肝多一分细致。只有鮟鱇鱼的鱼肚才是真正的肚——是鱼胃不是鱼鳔，其质构就像猪肚一样。尽管它属于硬骨鱼类，但是其骨质是柔软的，可以轻松食用。这还不是最神奇的，以上所说的都是雌性鮟鱇，因为雄性鮟鱇我们几乎见不到。

鮟鱇鱼英文名为"anglerfish"，意思是"钓鱼的鱼"，在它的头顶上有一个背鳍鳍刺端演化的"小灯笼"，里边有发光细菌，鮟鱇鱼利用这些共生发光细菌在阴暗的深海中发光，吸引小鱼小虾到嘴边，以逸待劳大口将其吞入腹中。

鮟鱇鱼雌雄体型相差实在是太大了，雌鮟鱇体长30～70厘米，而成年雄鱼只有几厘米长。极限情况下，雌性鮟鱇鱼的身长是雄性的70倍，体重是雄性的50倍。

鮟鱇鱼的繁殖方式非常奇特，雄性鮟鱇鱼从孵化后就努力地寻找雌性，找到后一口咬住雌性鮟鱇鱼身体，之后分泌一种消化酶，与雌性鮟鱇鱼咬住的部位粘连在一起，接下来两条鱼的皮肤组织会融合，它们的循环系统最终也会连接在一起，最终这条雄鱼成为雌鱼的一部分，雌鱼体外表只留下两个成熟的精囊给雌性鱼受精用。

现在吃的牙鲆鱼（比目鱼的一种）几乎也都是雌性鱼。实验发现，同时养殖牙鲆，1年后雌鱼500g、雄鱼400g，2年后雌鱼1200g、雄鱼只有800g，雌性比雄性重1.4～1.8倍，雌性个体明显比雄性的大。因此，自2010年以来几乎都是利用性别控制技术，培育"全雌牙鲆"新品种，"全雌牙鲆"比普通牙鲆生长快20%，深受养殖户和市场欢迎。养殖的牙鲆几乎全部是雌性的。

罗非鱼正相反，我们能吃到的只有雄鱼。市场上的罗非鱼大部分来自广东、海南等地的养殖场。长到一斤重，雄鱼需要5个月，而雌鱼则需要9～10个月，雄鱼比雌鱼生长快一倍，因此利用育苗技术专门培育雄性鱼苗用来养殖。

非雄非雌的三倍体牡蛎由我国科学家于21世纪培育成功，并已经上市。三倍体牡蛎单个重量在100～300克，是普通二倍体牡蛎的2～3倍。三倍体牡蛎是由人工将二倍体和四倍体牡蛎进行杂交而成的品种，其体内有3套染色体，因此叫三倍体。三倍体牡蛎具有许多普通牡蛎所不具有的生物学特征，特别适合养殖生产，已经成为优良的可以产业化的水产养殖品种。繁殖季节普通二倍体牡蛎会消耗大量糖原，因而导致肉质萎缩口感变差，而三倍体牡蛎具有不育性，一年四季都能保持"肥美"的状态，可全年上市。需要说明的是，三倍体不是转基因，非常的安全。

18 海鲜表面光泽与色泽是否可以作为鲜度的评判依据？

鱼类的体色除了受水温、光照、盐度等影响外，还与食饵有密切关联。养殖鱼类的饵料几乎都是人工配制饵料，可以人为添加特定的营养成分，来改变鱼体颜色。研究表明，当投喂添加虾青素的饲料（1g虾青素均匀喷洒到1kg基础饲料中）15天后，东星斑体色整体变红变黄。当食饵中叶酸和维生素B_{12}的水平为0.45%和0.15%时，黄颡鱼腹部皮肤的亮度值最高。

海鲜表面光泽与色泽可以作为鲜度的评判。以带鱼为例，可观察带鱼鳞颜色与鳞膜脱落程度。新鲜的带鱼体表颜色应该是灰白色或银灰色，且有光泽，如果上面附着一层黄色的物质则说明放了很久，被氧化了。脱落的银鳞越多，说明带鱼鳞与皮肤结合不牢，稍一触碰鱼鳞就掉了，证明不够新鲜了。对于蓝点马鲛（鲅鱼）而言，背鳍到尾鳍有2～3厘米的靛蓝色荧光带，则代表新鲜，另外要选择表面铮亮、鱼腹部整齐无破肚的鲅鱼最为新鲜。对于鱿鱼而言，体表鲜亮，褐色斑点没扩散，表面薄膜完整，说明是新鲜的。鱼眼角膜透明光亮，虹膜没有红色的血液，鳃丝呈鲜红色说明是很新鲜的鱼。

新鲜的虾，虾壳光滑、虾体完整、虾壳没有黑点和黑斑。新鲜的海蟹体表色泽鲜艳，背壳纹理清晰并且有光泽，腹部甲壳和中央沟部位的色泽洁白也有光泽。打开蟹壳里面的鳃丝清晰，呈现白色或稍带微褐色。

对于海鲜的新鲜度只有有经验的专业人士才能凭感官进行判断，对于一般消费者而言有很大的难度，人们渴望用一种直观、便捷、准确且快速的仪器对鱼类的新鲜度进行快速检测与评价。科学家已经在传统新鲜度感官检测方法的基础之上，研发出多种检测鱼类鲜度的新技术，其中最为直观的是使用"可视化指示标签"进行鲜度分级，将一个预制"标签"贴在装有海鲜的密封包装袋内，根据该指示标签颜色变化便可判断海鲜的新鲜程度，原理是海鲜在贮藏过程中，随着贮藏时间的延长，鲜度逐渐下降，并释放胺类气体，这些胺类物质会被试纸卡吸附，与试纸中的试剂发生化学反应并显示颜色，胺类物质越多，颜色就越深，消费者根据显色卡上的颜色与标准色板做对照，就可以轻松判断海鲜的鲜度。

19 鱼类可食部位知多少?

鱼肉可以食用是众所周知的，可你知道鱼的其他部位也可以做成美味佳肴吗？

（1）鱼肉

鱼肉是鱼类运动和组织结构的主要成分，占体重的一半左右，是我们吃鱼最主要的部位。鱼肉富含蛋白质，组织结构松软，水分含量多，细致嫩滑易消化。鱼肉有红色肉和白色肉之分，金枪鱼、鲐鱼由于含血红素较多，鱼肉偏红色而被称为红肉鱼，鲈鱼、鲽鱼等含红色肉较少的鱼被称为白肉鱼。

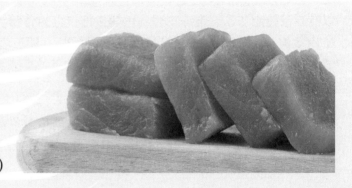

金枪鱼（红肉鱼）

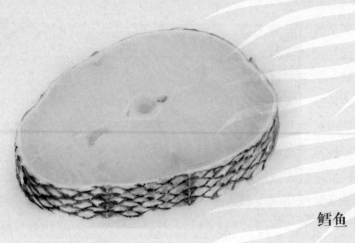

鳕鱼（白肉鱼）

（2）鱼鳔

鳔是鱼类主管升降的器官，主要成分是胶原蛋白，在我国有着悠久的食用与药用历史。并不是所有的鱼鳔都能食用，只有石首鱼科的鳘鱼、大黄鱼、黄姑鱼的鳔个体大，体壁厚，功能活性强，才具有商业价值。干鱼鳔食用前需用水发或油发，涨发后用于红烧、煲汤等。

（3）鱼鳞

鱼鳞分骨鳞、盾鳞、硬鳞三种，由真皮层的结缔组织构成，占鱼体重的2%～3%，对鱼体起到保护作用。鱼鳞含有多种矿物质，尤以钙、磷含量最高，其中有机物含量为41%～55%，包括生胶质、硬蛋白质、脂肪等。鱼鳞有两种烹饪方式，一是将其加水长时间熬煮，去除不溶物，冷藏数小时后即可成鱼鳞冻；二是将鱼鳞腌制入味后裹上面粉，下油锅炸至金黄，制成香酥鱼鳞片，口感酥脆、味道鲜美。

（4）鱼翅

由翅筋组成的鱼翅是专指鲨鱼鱼鳍经干制而成的，含有80%的胶原蛋白以及少量的脂肪、糖类等物质。鱼翅按部位分为背鳍、胸鳍、臀鳍、尾鳍，背鳍翅多肉少，质量最好；按颜色分以黄、白、灰三色较优。鲨鱼鳍缺乏色氨酸，是一种不完全蛋白质。鱼翅做菜软糯爽口、柔嫩腴滑。

（5）鱼子

鱼子是指鱼类性腺成熟后的腺体，雄鱼的称为鱼白，雌鱼的称为鱼子。通常鱼白软糯，风味一般，不适合制作菜肴；而鱼子质韧、颗粒感强、滋味鲜美，可以与鱼肉同时烹制，也可以单独制成菜肴。

鱼体其他部位，如鱼脑、鱼眼、鱼骨、鱼胃、鱼皮等都可以单独食用，也可以与鱼肉同时烹饪食用。鱼体上不宜食用的是鱼鳃、鱼肠、鱼肝，以及其他内脏。

20 水产品的水分比其他食品多吗？

在海鲜市场里，活海鲜往往是放在海水中暂养的，消费者往往会认为海鲜喝了很多的海水，真的是这样吗？

其实，活海鲜在正常海水中是不会多吸水的，但是暂养水的盐浓度高于或者低于正常海水的3%时，海鲜就会吸收比平时更多的水分，卖出的海鲜的确会有增重的可能。但如果盐浓度相差较大，活海鲜会很不舒服，时间一长就会死掉。商家会掌握最佳暂养水的盐浓度。

对于鱼块、鱼片、虾仁、贝肉等海鲜，加工企业或者商家会添加一些含有磷酸盐的水。添加有磷酸盐的水十分神奇，能被海鲜大量吸收并增加重量，降低细胞汁液水分和营养成分的流失，使肉汁更丰富，质构更适口，延长海鲜新鲜度，即使冷冻再解冻也能较好地保住原有的品质。磷酸盐属于食品添加剂，只要使用量是在国家标准允许的范围内，是可以使用的。

海鲜的含水量比猪肉等畜禽肉类高，这造就了海鲜的鲜嫩，再经过保水处理，更是额外增加了水，只有专业人士才能对海鲜本身含水及外来注水进行判定，从而鉴别海鲜的品质。食物的水分含量见表1-2。

表1-2　食物的水分含量

食物类别	水分含量	食物类别	水分含量
蛤蜊	87.7%	鸡蛋	77.1%
鱿鱼	84.8%	羊后腿肉	75.1%
小黄鱼	79.4%	猪里脊肉	74.7%
螃蟹	79.2%	牛腱子肉	73.4%
草鱼	78.2%	鸡胸脯肉	71.1%

21 野生鱼和养殖鱼有什么区别？

野生和养殖鱼类可以从营养、风味、安全三个角度来分析。

① 从营养价值上来说，同一个品种，野生鱼与养殖鱼相差不大，尤其是在营养成分种类上几乎没有差别，只是在营养成分含量上可能会有差别。野生鱼是在自然海水水域中生长的，生长周期长，有的甚至要几年的时间才能长成，饵料来自海水中的浮游生物或小鱼小虾，海域中营养物质种类较多，但是摄入量不一定充足；养殖鱼是人工投喂饲料，为了让鱼长得快，就要让鱼吃得饱吃得多，不存在饵料缺乏的情况，所以长得都很胖，尤其是脂肪的含量要远远超过野生鱼。养殖的大黄鱼就是典型的例子。

② 从口感上或味道上说，野生鱼略胜于养殖鱼。野生鱼由于生长周期长，觅食运动量大，因此肌肉纤维粗大、质地稍硬，这些因素使野生鱼口感筋道，有嚼头，烹饪时散发出来的味道及口感与饲料喂养长大的养殖鱼相比大不一样。这一点与陆地上的溜达鸡（或者笨鸡）和养殖的速成鸡的道理相类似。

③ 从安全性角度看，养殖鱼从鱼苗开始到消费环节都具有完整的质量安全控制体系，可以确保其食品安全性。但是野生鱼是否全部来自符合渔业水质要求的水域呢？野生鱼也有可能摄入藻类毒素，积累在肉中，像河豚，养殖的没有毒，而野生的河豚就有剧毒。还有的鱼，像处于食物链高端的金枪鱼可能会有重金属偏高的现象，因为重金属一旦被生物所摄取，就很难排出体外，而在食物链中层层传递，最终传到大鱼或者人类。在欧美发达国家并不提倡食用野生鱼，认为野生鱼的安全是不可控的。同样陆地上的野生动物往往也带有不明来历的病菌，不建议食用。

因此，科学饮食应遵从：安全、营养、美味。

22 骨头软的鱼就是软骨鱼吗？

软骨鱼是软骨鱼类的通称，其中包括鲨鱼、孔鳐、赤虹、鳐以及银鲛。软骨鱼类的鱼骨架都是由软骨构成的，脊椎虽有部分骨化，但并不是真正的骨骼。软骨鱼的鱼鳍是硬的且构造独特，身体形状呈流线形，所以游泳的速度极快。都在海水中生活，极少在淡水中。

老板鱼学名孔鳐、赤虹，俗名魔鬼鱼，长相很难看，全身扁平而宽大，生长在海底层。老板鱼肉多刺少，无硬骨，肉质鲜嫩，肉可烧炖，更多是腌制成淡干品，是辽宁、山东沿海居民喜食的海鲜。

有些即便生物学上属于硬骨鱼，但是其骨头非常软，这与日常生活中的概念不完全一样，这些鱼的代表有龙头鱼、鲟鱼、鲛鳙等。

龙头鱼，也叫豆腐鱼、虾潺、水潺，它是东海很常见的一种鱼，全身没有鳞片，身体水分大、嫩滑，只有一条脊椎骨主骨，没有其他骨刺，骨头特别柔软，整条鱼吃起来像豆腐，比较适合儿童，不会有刺卡到嗓子。

　　鲟鱼也是骨头极软，可以轻松用牙齿咬碎吃掉的硬骨鱼。市场上有中华鲟，是人工养殖的子二代，只要有合法证件就可以经营食用。此外还有匙吻鲟、杂交鲟等。人工养殖的鲟鱼体重很大，在10斤左右，有些品种可以取鱼卵制成名贵的鱼子酱，有些品种适合吃肉。鲟鱼分割后全身几乎都可以吃。生鱼片口感鲜嫩、脆爽，也可炸、炒、炖；其软骨、皮、鳍、肝、肠等都可以做成美味。

　　鮟鱇鱼的骨头也是软到可以嚼碎。鮟鱇鱼全身除了鳃不能吃，其他部位都是可以吃的，特别是它的鱼胃（鱼肚）、鱼骨、鱼肝独特而美味。鮟鱇鱼有清蒸、红烧、炖汤、生食、油炸等多种做法，只是整个鱼的外表太丑啦。

　　鳗鱼骨头虽软，但不能轻易咬碎，比上述的鱼骨还是硬了一点。

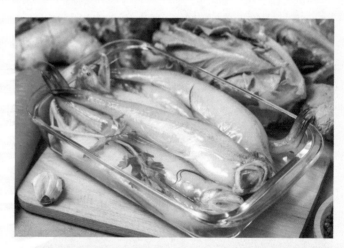

龙头鱼

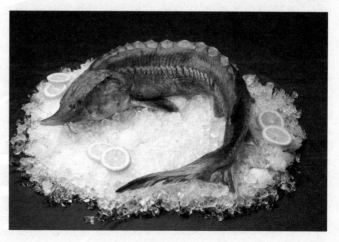

鲟鱼

23 死了的海鲜能吃吗?

市场里的海鲜大部分是鲜的或者是活的,不像淡水的鱼虾蟹贝几乎都是活销。海鲜和河鲜的确是有区别的。

我们知道海鲜是在海洋里生活,海水深达十几米甚至上百米,当海鲜捕捞上来的时候,水压迅速降低,造成海鲜内脏压力突变,破裂而死亡;还有些海鲜靠运动摄取水中氧气,一旦运动停止,呼吸和生命也就停止了。所以大家在市场上会看到一些海鲜都没有了生命体征。

海鲜从死亡开始,它的蛋白质就被微生物分解产生毒素。

特别要注意贝类,死贝类不能食用。因为贝类个体小,内脏所占比例大,内脏里的微生物会很快渗透到周围的肌肉组织,同时细菌量高,蛋白质分解很快,产生的毒素就多。与鱼类的内脏不同,贝类的内脏很难与其可食组织分离,通常我们是连同内脏一起食用,如果非得去掉内脏,那么贝类几乎也就失去食用价值了。因此对于死后的贝类不能销售,更不能食用。

对于鱼类、虾类、蟹类而言,捕上来不久就死去,但只要是新鲜的,符合国家标准的就可以食用。与贝类不同,鱼虾蟹的内脏相对独立,细菌扩散比贝类慢,且肌肉部分占比较大,因此这一类海鲜活的和鲜的都可以加工食用。

所谓"一分钱一分货",活海鲜最贵,刚刚死的海鲜次之,普通新鲜的海鲜中等价格,将要腐败的最便宜。

24 如何挑选又肥又美的螃蟹?

海蟹一年四季都能买到,但是只有秋季的最肥美,夏季水温高螃蟹不爱吃食,八九月份螃蟹为了产卵开始储备营养,把自己喂得肥满起来,十月份是吃螃蟹的最佳季节,这个时间段的螃蟹肉厚肥嫩,味道甜鲜。

这个时节的梭子蟹价格悬殊较大,价格从几十元一斤到上百元一斤不等,是个体大小和体重不同造成的价格高低吗?不完全是,这还与螃蟹的性别和肥满度有关,因此在挑选梭子蟹时应区分公蟹、母蟹和花脐蟹。

区分螃蟹的性别只需看其腹部即可,雌螃蟹的腹部为圆脐,形状是大半个圆三角;雄螃蟹的腹部为尖脐,腹部下方有一个细长三角形翻盖;花脐蟹则是一种特殊的情况,民间也叫二母蟹,这种螃蟹的腹脐呈现等腰三角形,它是未达到性腺成熟的母蟹。

这三种海蟹各有各的风味和特色,可以根据自己的喜好和价格挑选。

雄性（公）梭子蟹背部深青，三角状肚脐发白，爪子乱动的说明活力很足，含有的蟹膏会很多。雌性（母）梭子蟹蟹壳颜色深青，圆形肚脐发黄，颜色越深质量越好，拔开脐如果能看见隐约的红色蟹黄为佳品；也可以通过蟹壳两尖角处，观察颜色的深浅来判断。二母梭子蟹由于还没发育完全，因此蟹黄蟹膏较少，但是肉质较雌性和雄性蟹都要肥满，味道是一样的。

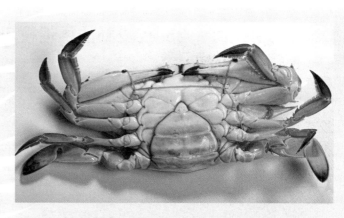

母蟹

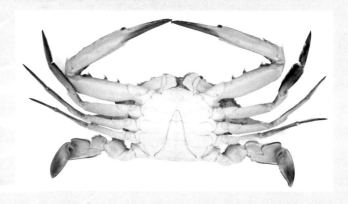

公蟹

购买以上三种海蟹有一个通用的经验。一是拿在手里掂一掂，个头尺寸大小一样的螃蟹，重量较重的肉质一般较为结实肥美。如果较轻，则肉质偏瘦，煮熟后脱水较多，缺少蟹肉和蟹膏蟹黄。二是用大拇指按一按蟹肚脐顶端腹壳的软硬，或者是捏一捏蟹腿和蟹壳尖角的软硬，如果是软的，说明肉质不肥，蟹壳越硬，肥满度就越高。

蟹黄是雌性螃蟹体内的卵巢和消化腺，它并不是螃蟹的卵，但其中含有未排出体外的卵细胞，还含有雌蟹腺体、组织液等物质，当蟹黄体积变大且颜色呈鲜艳的橘黄色时，说明雌蟹的性腺已经成熟，此时排出体外的是蟹卵，留在体内性腺中的卵细胞仍然属于蟹黄的一部分；雄蟹体内白色黏稠物是蟹膏，是雄蟹的副性腺及其分泌物，一般是青白色半透明果冻状的液体，蒸熟后，为半透明、黏腻的胶质；花脐蟹（二母）中可能既有蟹黄又有蟹膏，也可能两者都没有，但蟹肉紧实肥美。不管是蟹黄还是蟹膏，都是食客所追求的高端美食。

顺便说一句，海蟹死后在冷藏条件下放置一天，加热后是可以食用的。但淡水大闸蟹死后会产生毒素，即使加热也不能消除毒素，因此一定要食用活的。

25 皮皮虾的挑选技巧

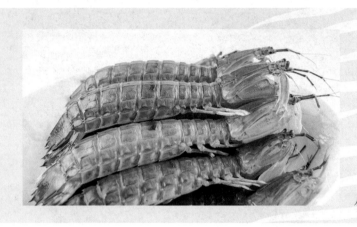

皮皮虾

皮皮虾，学名口虾蛄，俗名较多，例如虾蛄、虾虎、虾爬子、濑尿虾、琵琶虾等，它营养丰富、汁鲜肉嫩、鲜甜嫩滑，有一种特殊诱人的鲜味。每年春季是皮皮虾产卵的季节，此时也是食用的最佳时节。如何在水产市场购买到肉质鲜嫩、味美可口的皮皮虾，那还真是需要技巧的。有几个关键点要同时把握。

首选活跃能跳的，其次是刚刚死去的，虾壳色发青、深暗、有光泽；用手轻轻捏尾部，感觉厚实紧致的为上品，如捏起来很空说明肉质含水较多；拿着尾部向上竖起，看看能坚挺住的就是新鲜的，弯下来的就说明不新鲜了，也说明体内的肉很少。

皮皮虾分为雌性和雄性，也叫母虾和公虾。母的虾有卵黄，质感硬且味道浓郁，价格也比公虾贵几成。也有的喜欢公虾，虽没有卵黄但是肉质肥满，不油腻。那么如何辨认皮皮虾的公母呢？

看看鲜活皮皮虾腹部靠近头的位置如果有三道乳白色横粗线的为母虾，透过灯光能看见虾腹部沿轴线有一条暗色宽实线。反之，如果没有这些特征的为公虾。公虾的第三条腿旁多长出一个附肢，也叫小腿（生殖器）。这个特征煮熟后也存在。

皮皮虾以清蒸最好吃，开锅后蒸十分钟足矣。

26 银鳕是鳕鱼吗？

市场上所售卖的各类鳕鱼，有的称真鳕，有的称银鳕，还有狭鳕、黑鳕等，售卖的鳕鱼块有的每斤价格不到20元，而标注银鳕的每斤则卖到了200多元，不同鳕鱼之间为什么存在这么大的差别？

根据"界、门、纲、目、科、属、种"的生物分类办法，在鱼类鳕形目、鳕科、鳕属中，一共有三个物种，分别是大西洋鳕鱼、格陵兰鳕鱼和太平洋鳕鱼，它们就是最为根正苗红的鳕鱼，在市场上也被称为"真鳕"。大西洋鳕鱼是世界上年捕捞量最大的鱼类之一，是市场上最著名、售卖最多也是最受欧美消费者认可的真鳕鱼，被称为"鳕鱼之王"，其市场价格比较昂贵，国内零售价每斤可达100元以上；太平洋鳕鱼在肉质上与大西洋鳕鱼相似，只是体型略小，在我国黄海、渤海地区每年都有较大的捕获量，俗称大头腥，但并没有明显的腥味，不知当初为什么给起一个这么难听的名字，价格也相对便宜；而格陵兰鳕鱼的产量较少，我国市面上不常见。

我国市面上称之为鳕鱼的有以下几种：

狭鳕，属于鳕科中的狭鳕属，又称明太鱼、朝鲜鱼，产量极高，一般在我国加工成冷冻鱼片、鳕鱼排、鳕鱼柳、人造蟹棒、关东煮等。

黑线鳕，用于以冰鲜鱼片销售，也有熏制品或罐头。

银鳕鱼，目前市场上有两种鱼都号称自己是银鳕鱼，实际上这些鱼都不属鳕鱼科，甚至在生物学上与"鳕鱼"根本就没有关系。

第一种银鳕鱼，学名裸盖鱼，市场上又叫黑鳕鱼，是鲉形目、黑鲉科、裸盖鱼属鱼类。银鳕鱼的名字来源于日本。因其长相和真正的鳕鱼非常像，且其表皮颜色呈银色，所以对其命名"银鳕鱼"。

第二种银鳕鱼，外包装上会特别注明是南极银鳕鱼，它和普通的银鳕鱼又有何种差别呢？这种鱼学名为小鳞犬牙南极鱼，属鲈形目、南极鱼科、犬牙南极鱼属。为什么小鳞犬牙南极鱼表皮呈现黑色但却被称之为银鳕鱼？这是因为它的鱼肉似白银般雪白发亮，也是由日本人最先给它起了这个如此高贵的名字。这种鱼只分布在南极附近，数量稀少，各个国家在捕捞这种鱼时需要分配份额，法国拥有最高的全球配额，所以称其为"法国银鳕鱼"。法国银鳕鱼与银鳕鱼相比，肉质更加紧实，吃起来有"蒜瓣肉"的口感，并且味道鲜甜，肉质鲜嫩、口感爽滑，细品有淡淡奶油香气，加之产量低，因此价格是"银鳕鱼"的数倍甚至十几倍，是"鳕鱼"中最名贵的。

27 冷冻鱼类的选购方法

冷冻鱼类质量的好坏不如鲜鱼那么容易识别，有些冻鱼只有解冻后才能判断它的质量。常见的冷冻鱼类有冻带鱼、冻鲳鱼、冻大黄鱼、冻鲅鱼、冻鳕鱼等。冷冻鱼外层常常会有一层冰，这是为了防止鱼体水分蒸发造成干耗而加挂的冰衣。冰衣的厚度是有标准规定的，如表1-3所示。冰柜中的冻鱼，一般体表都会有冰霜，要记得把冰霜去掉后，才能看清楚外观好坏。

表1-3 水产行业标准SC/T 3054—2020《冷冻水产品冰衣限量》

产品类型	冰衣限量/%
冻鱼及其制品 （冻整鱼、去头和/或去内脏冻鱼、带皮或去皮冻鱼块）	≤ 15
冻鱼片	≤ 20
冻虾及其制品 （冻整虾或去头虾、冻虾仁）	
冻贝及其制品 （冻贝柱、冻半壳贝、带裙边和/或生殖腺的冻贝及其它冻贝肉）	
冻头足类及其制品	≤ 30
冻蟹及其制品	≤ 15

除了冰衣以外，还可以从外观来判断。

鱼眼：高质量鱼眼球是凸起的，黑白分明，透亮无污物；如果眼球下陷、眼球上有一层白雾的质量一般。

体表：质量好的鱼，体表完整，色泽光亮，洁净无污物。质量一般的鱼则颜色灰暗或泛黄，鳞体不完整，无光泽，有污物。

肛门：质量好的鱼，肛门完整无裂，外形紧缩，无浑浊颜色；如果肛门松弛、突出，肛门的面积大或有破裂的质量一般。

鱼肉截面：如果不是整鱼而是冻鱼块，那就要看鱼肉刀切断面了。截面整齐划一，则是鲜鱼；如果刀截面不整齐，很模糊，边缘有冻融小块，肉质松紧不一，则可能冷冻前已经不新鲜了。

对解冻鱼可按识别鲜鱼的方法鉴别。冷冻鱼一旦解冻，细菌就开始繁殖。请注意一定不要将解冻过的鱼再放回到家用冰箱里进行二次冷冻，因为再次冷冻会对鱼肉细胞破损巨大，再次解冻时就会有大量细胞液汁流失，造成风味物质和营养物质的损失，吃起来口感发柴，没有弹性。

28 即食海鲜商品的选购

海鲜的范畴不仅仅针对新鲜原料在餐馆加工成菜肴。利用现代食品加工新技术制成的海鲜方便食品或称预制菜，保持了海鲜原有的风味与质感，也越来越受到人们的青睐。

如何挑选即食海鲜产品呢？

一定要到正规商超，购买正规产品，仔细查看海鲜软罐头、烤鱼片、香酥虾、鱿鱼丝等外包装上的保质期，不买存放时间过长的产品，自己家里留存的产品一旦超出保质期一定要舍弃掉。尽量选购小包装，打开包装后一次吃完。

慎购散装食品，这类食品不属于即食产品。有些集贸市场销售的散装鱿鱼丝、烤鱼片、干虾米等食品安全风险较大，这类食品适合烹调加热后食用。

29 海产干制品属于海鲜吗？

干制品复水后能够还原部分海鲜的特性，从风味、营养来看，不逊于鲜活品。例如干虾米与鲜虾的风味明显不同，这是因为干制过程中会发生轻度的氧化，产生不同于鲜制品的风味。

在古代没有冰箱和冷库保鲜鱼虾贝藻，晒干脱水就可以长期保藏海鲜了，制作方便、成本低廉、风味独特。

干制的过程很简单，分为以下几步，鲜活鱼虾经过漂洗、日晒、窑蒸、复晒即得到成品。这个过程要花费几天甚至更长。自21世纪以来，为了保证食品安全和缩短干制时间，一般采用工业化烘干机干燥。

常见的干制海鲜有鳕鱼干、鱿鱼干、黄鱼鲞、海蜒、干鲍鱼、干贝、虾米、蚝豉、海带、紫菜等。

干制品之所以能长期保存，是因为去除海鲜体内的水分后，可以抑制微生物的生长繁殖。干制过程中，海鲜和海鲜里的微生物同时脱水，微生物就会长期处于休眠的状态，但并没有被杀死，只是暂时抑制了它们的活动。当环境条件变得适宜时，微生物仍然可以吸收水分，重新复活。

干制后海鲜重量仅为原来海鲜的20%～40%，体积也变小了，非常适合贮藏和运输。

在日常生活中，如何保藏干海鲜呢？

干制品最怕潮湿的空气、强烈的阳光、夏天的温度，这些条件都会加速干海鲜的变味、变色和氧化。因此要储藏在低温避光的密封包装袋内，最好在几个月内消耗掉。当然放在10℃以下的冰箱中，储存一年也不会变质。

干海鲜食用前用清水泡发，或者直接加入汤菜中炖煮，都可以品尝到海鲜的美妙风味。

30 干海参有哪几种？如何判别质量？

干海参是鲜活海参经过干制加工而成的产品。干制加工工艺不同，可生产出淡干海参、盐干海参。淡干海参品质最佳，在加工过程中仅使用淡水蒸煮，没有额外添加外来物质，营养流失少，滋补价值高。盐干海参采用传统加工工艺，加工过程中使用盐水炖煮，捞出后用盐反复腌制，导致营养成分流失比较严重。糖干海参是出于增重的目的，在加工熬煮和腌制过程中加蔗糖制成的。国家标准已明确规定禁止生产和流通糖干海参，但为了追求巨大的商业利益，市场上仍有少量产品偷偷交易。这三种干海参的价格分别在数千元到数百元不等。为了能挑选到品质优良的海参，保护我们的合法利益，应学习一些简单的辨别常识。

淡干海参：外表呈黑色、棕黄色或灰色，不光亮。体形端正，刺尖挺直，干硬，不容易被掰开。品尝时有淡淡的咸味。即使同一批优质淡干海参颜色也不一致，有浅有深，且重量较轻。横向切开时断面壁厚均匀，体内洁净无泥沙。泡水后涨发率极高，肉质厚且弹性较好，海参的内筋色白完整。因为没有任何添加剂，所以尺寸像小拇指一样大小。

盐干海参：外表有明显的盐末结晶，呈现白色、灰色、黑色等。刺短而圆。品尝时咸味明显。用手掂量时，有明显的沉重感。泡水后海参会有泥沙脱落，食盐溶出，涨发率较高，肉质厚且弹性略好，海参的内筋完整。但是严重加盐的海参涨发后易松散破碎。在盐的填充下，个体较大，往往比大拇指还要粗。

糖干海参：外表非常光滑、漂亮，颜色均匀一致，黑而发亮，品尝时带有甜味。刺软不干燥，用手掂量有沉重感。加糖量过多造成泡发困难。因糖遇热会熔化，可以用打火机、电吹风等工具对干海参加热，一般超过40℃时就会变软，温度越高软化程度越严重。用手掰住海参的两头向同一方向对折能弯曲，可确认是糖干海参。

还有一个好用的辨别方法，将干海参称量，然后放在水中泡发，之后烘干再称量，与泡发之前的海参重量相除，看看是否大于40%，这是GB 31602—2015《食品安全国家标准 干海参》中的规定，如果小于40%说明外加物质过量。这样不管海参加工时添加了什么物质，通过水的泡发就都现出了原形。

31 海鲜的保质期是多久？

海鲜是很多人喜爱的食物，无论是沿海还是内陆，无论春夏还是秋冬，我们总是能吃到各种各样的海鲜，可是海鲜一年四季都能捕获吗？内陆地区的海鲜爱好者又如何一饱口福呢？为了满足每个季节和各个地区的海鲜供应，可以通过各种方式保存海鲜以便于运输贮存，那么海鲜可以保存多久而不影响品质呢？换句话说保质期有多长呢？

海鲜分为活海鲜、冷藏海鲜、冷冻海鲜、干海鲜、腌制海鲜、罐头等，不同类别的海鲜保质期是不同的。保质期也叫最佳食用期，指在标签上规定条件下，保持食品质量（品质）的期限。

活海鲜，指刚从海水中打捞出来的海鲜，具有活体的生命体征。渔民通常会把活海鲜放进海水或者人造海水中暂养，水温尽量控制在20℃以下，温度越低，海鲜存活时间越长，在4℃的海水里，海鲜可以存活数日，像螃蟹、龙虾会存活十几天甚至几十天之久。活海鲜都是现买现吃，追求的就是其刚刚出水的鲜！

冷藏海鲜，是将海鲜放在冷藏温度、冰鲜温度或家用冰箱4℃冷藏室。这个温度下海鲜尚未结冰，最大化地保持了肉质和鲜味的本质，一般可以贮藏3～5天，如果温度再低一些（–1～0℃），甚至可以延长到7～10天。碎冰可将海鲜温度降到0℃左右，并在运输和存储过程长时间保持在这个温度，是最安全最便捷的方法，现在的储冷袋也能达到这个效果。

冷冻海鲜，是指在–18℃以下温度储藏的海鲜。有些海鱼在离开水面的那一刻起就会死亡，所以渔民会选择将其冷冻以保证海鲜的新鲜度。冻鲜的原理是将海鲜的体温迅速下降至–18℃完全冻结，令水分完全固化，锁住了海鲜体内的营养和风味，并抑制内部细菌活性和防止外来细菌侵入，保持产品原有的品质，利于长时间保存。如果用家用的冰箱储藏海鲜，最好是将冰箱温度控制在–18℃以下，储藏时间越短鲜度越好，最好在3个月以内食用完毕。

干海鲜俗称为海鲜干货，常见的有鱼干、干贝、干海参、虾米、鱼胶、鱿鱼干、干鲍、鱼肚、鱼翅、干海带等。干货库的温度应保持在20℃以下。对大部分干海鲜来说，若能保持在10℃以下，其保藏质量效果会更好。干海鲜一般的保质期都是1年。如果外包装上写有保质期，那么要尽量在保质期内食用完。

罐头制品就是将海鲜原料放在容器中，经过排除空气、密封包装，用高温杀菌处理而成的海鲜制品。罐头保质期一般为1～2年。罐头之所以能够长期保存，得益于密闭的容器和严格的杀菌。罐头冷却以后，常温下放置，外面的细菌进不去，食物自然就不会腐败，也就不需要加什么防腐剂。马口铁包装的罐头可以保存两年，玻璃瓶的罐头可以保存一年，用塑料材料软包装的罐头可以保存半年。

32 海鲜如何暂时保鲜？

在日常生活中，从市场买回家的海鲜如果暂时不吃，需要放置几小时甚至一天，一定要妥善处置，否则很容易引起腐败变质，若误食了还可能引起食物中毒。要想最大程度保持海鲜品质，需要对不同的海鲜分别处置。暂存海鲜有很多种保鲜的方法，如常温保鲜、活水保鲜、冷藏保鲜和冷冻保鲜。

活水保鲜，就是把活的海鲜放在海水或者盐水中保活。

常温保鲜，就是将海鲜在室温下存放。

冷藏保鲜，就是将海鲜放在冰箱冷藏室低温存放。

冷冻保鲜，就是将海鲜放到家用冰箱冷冻室冻结存放。

活水保鲜，海鲜可以存活1～2天；常温保鲜也是1～2天；冷藏保鲜在1～3天；冷冻保鲜数天到数周，甚至数月，但是冷冻过的海鲜解冻后不宜再次冷冻。家用冰箱冷冻室的海鲜要尽量在数天或数十天里吃完，否则时间长了会因为冰晶蒸发变得干瘪。

对鱼类来说，如果是活鱼就放在海水或者接近海水盐度（3%氯化钠）的盐水里，可以暂养一天。鱼儿离开水就会死亡，鲜鱼可以用碎冰进行保鲜，或者放在家用冰箱的冷藏室保藏数天。如果需要更长的时间来保藏且不改变其风味的本质，冷冻是最好的方法。保藏前应对鱼体进行去鳃去内脏洗净，然后再根据每餐食用量对鱼肉进行分割，分装在保鲜袋放入冰箱冷冻室。

活虾市场上不常见，鲜虾可以采用鲜鱼的保鲜方法。如果采取冷冻，则应将虾放入冷藏盒中，注入洁净清水将虾浸没，放到冷冻室内冷冻成块后，取出后用食品袋将虾冻块密封包装好再放回冷冻室内储藏，以防止数月的长时间冻藏引发水分的蒸发产生干耗。

常温下，活的海蟹在湿润的环境里可以存活1～2天；鲜海蟹冷藏可达1～3天，但不可取，应尽快吃掉。如果一定要冷冻，则可以放到冰箱冷冻室里进行急冻，但是冷冻过的海蟹在蒸熟后，肉质脱水严重，并且味道也极差，建议将鲜活海蟹蒸熟后再放在冰箱中冷冻储藏可以保持较好品质。

蛤蜊、扇贝、海螺、鲍鱼等连同内脏一起吃的贝类一定买活的，它们在海水或者盐水中可以存活1～3天；堆放在湿润环境里的活贝也可存活1～2天，冷藏室里可存活1～2天。但是存放时间长了活贝会消瘦，因此存放时间越短越好。

33 贝类吐沙是什么意思？

蛤蜊、海螺、扇贝等贝类多生活在海里的泥沙底质，因此体内含有较多微小细沙，不容易清洗干净，影响食客口感和心情。你可能想到用焯水的办法清洗泥沙，实际上贝类遇热就会快速闭合，里面的泥沙根本没办法洗出来。因此，活体贝类在烹饪之前必须让它们尽量吐净泥沙，方可安心食用。那么是否有技巧呢？可以试试下面的方法：

将活贝类放置于清水中，撒入3%～4%的食盐，同时滴入数滴香油，静置两小时左右，就能看到水下有贝类吐出的大量微小泥沙。双壳贝类有两个水管，在海水里摄食和呼吸是靠这两根水管进水和排水完成的，在这个过程中，吸入洁净的海水，排出体内污浊的废水，就会把体内的泥沙排放出来。

思考题

1.你的餐桌上经常出现的海鲜是什么？你知道来自哪个产区吗？

2.你经常食用哪些鱼类、甲壳类和贝类？这些海鲜是捕捞的多还是人工养殖的多？

3.南极磷虾来自哪里？它们是怎么运到我们身边的？

4.为什么死的贝类不能食用呢？

5.如何从体型上正确区分章鱼、鱿鱼、乌贼？

6.你学会了哪些挑选海参的方法？

7.煮熟的虾如何通过外观鉴别它的新鲜度？

参考文献

[1] 翁世兵，孙恢礼.海产鲜味物质及海产品特征滋味的研究进展[J].中国调味品，2007（11）：21-27.

[2] 张玉平.墨鱼·鱿鱼·章鱼[J].生物学教学，2001（11）：39.

[3] 阮光锋."山珍海味"，营养几何？[J].健康与营养，2015（10）：61-63.

[4] 王壮凌.营养又美味的海产八珍[J].健康天地，2000（08）：47.

[5] 杨明远，蔡杨杨，谢晶，等.鱼体新鲜度快速检测技术的研究进展[J].食品工业科技，2020，41：334-347.

[6] Thakur M S，Ragavan K V. Biosensors in Food Processing[J]. Journal of Food Science and Technology，2013（50）：625-641.

[7] 彭巧梅，邹洋，刘兴海，等.鱼肉新鲜度检测方法研究[J].数字印刷，2020（2）：32-42.

[8] 滕瑜，王平，赵丽静，苑德顺，王彩理.鱼类各部位营养与食用简析[J].科学养鱼，2019（12）：73-74.

[9] 美味螃蟹可以随意吃吗[J].农村百事通，2020（17）：50-52.

[10] 谢朝红.裹上"冰衣"冷冻水产品也难"长生不老"[N].中国食品报，2010-06-17（007）.

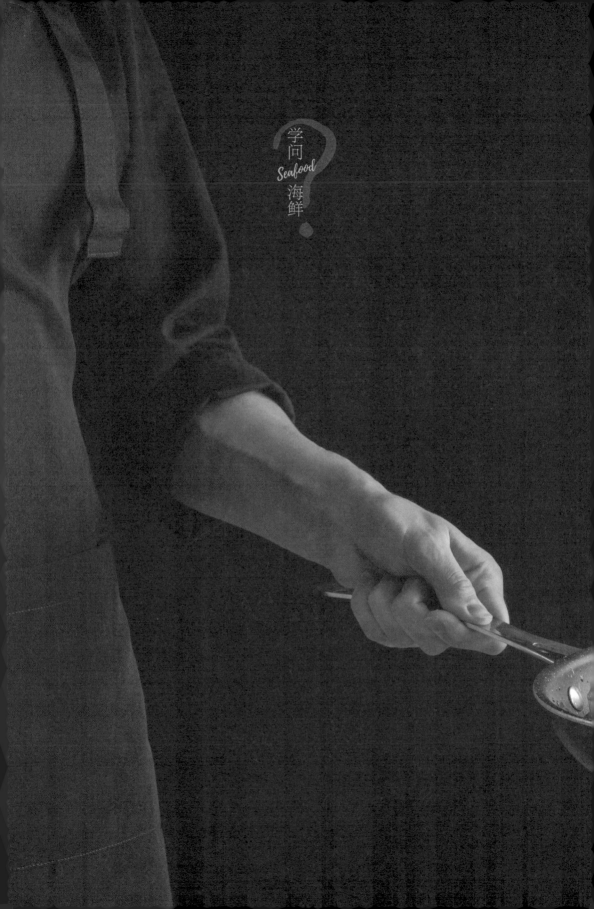

学问
Seafood
海鲜

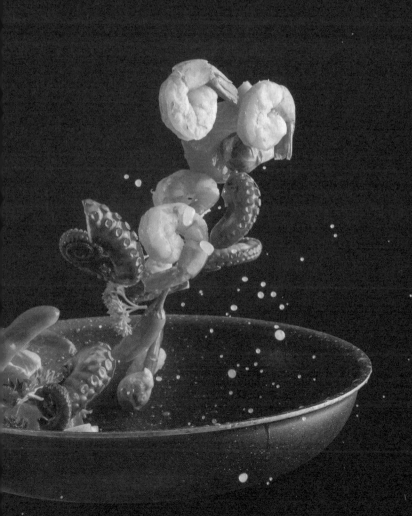

海鲜烹调与加工篇

随着人们生活水平的不断提高，越来越多的人在追求美味的同时又注重营养与健康，首选食材是来自大海的食物——海鲜。海鲜不仅种类繁多，保鲜和加工方法也是多种多样，既有工厂的现代化加工技术，也有居家烹饪的厨艺经验，更有大厨大师的杰作。不同的保鲜加工方式带来不同的风味风格，让我们一起踏上海鲜保鲜与加工之旅吧。

海鲜重在鲜，如何保持海鲜的鲜度一直是科学家和企业家关注的课题。除了活体运输与贮藏外，安全保持原有性状的低温保鲜方法占据了保藏技术的一大半，我国海岸边最早的大型商业冷库就是新中国为了储备渔船的渔获物而发展起来的，近几年冷链物流运输业为海鲜的保鲜、加工、消费做出了重要贡献。

冷藏是指温度在0～10℃，在这个温度带里海鲜的细胞不会结冰，细胞膜不会破裂，因此几乎保持了原有的品质，可以维持鲜度1～5天。冷冻是指温度低于0℃，在冷链业内常用温度是-18℃及以下，在这样的低温下可以保鲜六个月。但是细胞里的水分会冻结成冰，造成细胞膜等损伤，造成风味和营养物质的流失。

海洋食品的工厂化加工是食品产业发展的大趋势，它是随着生活快节奏发展起来的，其特征是车间的现代化、自动化和标准化。很多人认为，工厂化只是简单地将传统作坊的加工方式移植到车间而已，其实不然，无论哪种食品一旦进行工厂化加工，其加工技术、装备、标准等都与传统有极大的不同。经过生物、化学、工程、食品、信息化等领域的专家研究，衍生出了大量食品加工新技术，海鲜加工就是其中之一。

例如工厂里可以利用干燥装备，对海鲜进行高效去水，可以生产鱿鱼丝、干海参、烤鱼片等食品；罐头加工技术可生产油浸金枪鱼、茄汁鲭鱼；发酵技术可以生产鱼露、虾酱；腌熏设备可以生产鱼子酱、熏鱼。鱼糜生产线更是制造出了大量的火锅料理产品、种类繁多的丸子。无菌加工技术，可以满足消费者对即食鲜活海鲜的需求。

随着社会的发展，餐馆的人工等成本越来越高，由此食品加工厂为餐饮业生产的半成品——预制菜、调理食品越来越多，这大大降低了餐馆预处理成本和厨师人工成本、减少餐厨垃圾、缩短配菜烹饪时间、增加了花色品种，并诞生一个新行业——中央厨房。

海鲜与辅料的搭配有着特别的学问，拼在一起做菜相得益彰。例如蒜蓉粉丝蒸扇贝、辣椒炒花蛤、葱烧海参、蒜薹炖鲅鱼、白菜烧大虾、鸡蛋煎牡蛎、茄汁鲭鱼、蛤蜊芸豆汤、茼蒿烧带鱼、萝卜丝炖大虾、大葱拌海螺、菠菜拌毛蚶、笔管鱼炖豆腐、雪菜黄花鱼等，这样的绝佳搭配举不胜举。

海鲜的工厂化加工和家庭式加工各有各的门道，上边列举的最佳搭配的例子，有的适合工厂化生产预制菜长期保藏，有的适合在餐馆现场加工和消费，还有的适合家庭烹调，有很多技巧需要我们去学习和实践。

34 简单处置海鲜小提示

海鲜种类众多，在烹制前都要对海鲜进行简单处置。不同的海鲜采用的方法也不尽相同，科学合理的处理会大大提高海鲜成品菜肴的质量。

鱼类：杀活鱼时，应尽量减少活鱼的挣扎时间，以减少鱼体糖原的快速消耗，同时放净鱼体内的血液，如果血液凝固残留在鱼体内，会产生较多的鱼腥味影响口感；另外淤血留在鱼体内可能会渗入微血管使鱼肉发红，影响成菜的美观。正确的做法是，将鱼放在菜板上，用刀身拍鱼头使其昏死，接着用刀在血管较集中的鱼鳃处扎一刀，再提起鱼尾使鱼头向下放尽血液，有条件的可以把鱼放到清水中让其缓缓游动，这样能使鱼体内的血液加速流出体外，使鱼体内的血流尽。如果要去鳞，则应小心操作，防止被鱼鳍扎伤，黑鲈、鲷鱼、石斑鱼这些鱼的鳍刺有毒腺分布，若被刺中会引起剧烈疼痛。鱼去鳞去鳃去内脏后，应根据鱼的大小和做法进行一些改刀处理，清蒸或红烧之前需在鱼体两侧厚肉处各斜划几刀，避免熟后鱼皮开裂。

虾蟹类：对于鲜活虾，可以剪去虾枪及虾眼，然后再剪掉前脚须和尾扇。对于3厘米以上的中大型虾，建议从背部挑去虾肠线。

清蒸整蟹，应先用筷子插入蟹体致死，以防加热时乱爬，蒸熟后蟹腿容易脱落。非清蒸整蟹加工前需斩成块，先掀开蟹盖，再斩下蟹螯和蟹腿，斩去脐盖和蟹足尖端，去除鳃和内脏并洗净，最后将蟹身斩成块。蟹盖通常没有肉，但可能会存有蟹膏黄，装盘时主要起装饰作用。

贝类：用清水将外壳清洗干净，然后放入淡盐水中暂养数小时，吐净泥沙等污物，剔除开口的死贝即可烹调。

章鱼：章鱼没有脊椎骨，它的身体全部是柔软的肌肉组织，肌肉组织是由不同方向的肌原纤维构成的，形成一定的形态和位置。章鱼具体处理方法是把章鱼牙齿挤出，摘去外套膜里的内脏，洗净墨汁。将章鱼放在溶有白醋和食盐的水中，用手指缓缓地搓揉，洗去黏液，充分拉长其肌原纤维，使原来紧绷的肌肉得到放松，让章鱼的身体变得更柔软，加热后肉质也会鲜嫩可口。如果不做这样的处理，加热后肉质会变成有韧劲的胶皮一样。

35 海鲜用哪种烹制方式最合适?

　　这么多种类的海鲜如何加工才能尽善尽美呢? 接下来我们就针对常见的清蒸海鲜、油焖大虾、水煮鱼、白灼虾仁、辣炒花蛤等海鲜菜品, 分别做一些介绍。

　　用清蒸制作海鲜往往是首选, 最能体现原汁原味、保留原始形态及营养物质, 同时减少了油脂和盐的用量, 因而被认为是最健康的烹饪方法。清蒸烹制菜肴需注意以下几点:主料务必新鲜, 最好用活品, 不新鲜的海鲜用清蒸做熟后, 海腥味太大;清蒸时除了葱姜外, 其他调料可以不添加, 吃的就是海鲜本身的清纯滋味;锅底水烧开后再将海鲜入锅加盖蒸制, 这样可使海鲜表层迅速受热, 蛋白质变性凝固后可阻止体内水分的外溢, 保证了肉质的嫩度;根据海鲜品种和个体厚度, 严格控制蒸制时间, 以每分钟计, 甚至以秒计。清蒸方法适用于餐馆和家庭烹制非常新鲜特别是活的海鲜, 蒸后即食, 工厂车间中的工业化生产极少用此法。清蒸适用面广, 大多数海鲜都可以采用, 代表菜品有清蒸海蟹、清蒸鲳鱼、清蒸牡蛎等。

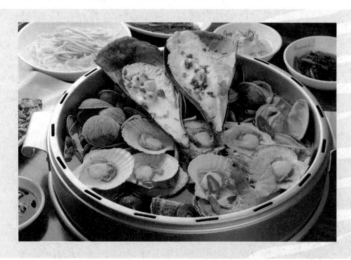

大锅蒸海鲜

　　油泼是基于清蒸的一种常用手法, 是为了丰富海鲜的口味。具体做法是先用大火在最短时间内将海鲜蒸熟, 锁住海鲜的水分, 出锅后, 将葱姜蒜等配料撒在上面, 再淋上滚烫的热油, 这样海鲜的鲜味就会最大程度地被激发出来, 使人食欲大增。

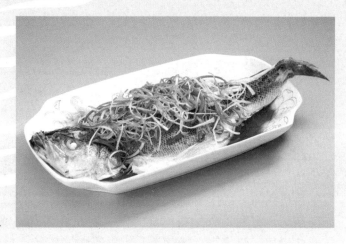

油泼鲈鱼

红烧，几乎适合所有海鲜原料，不适合清蒸和油泼的次新鲜和冻品常采用红烧的烹调方式。加工时应根据原料特点，可以整体红烧，也可切成大片、大块。成品多为深红、浅红或枣红色，色泽红润，味道鲜咸微甜，酥烂适口，汁黄浓香。常见的是红烧鱼块、红烧海参等。

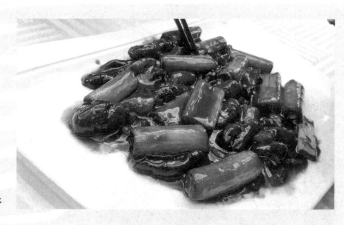

红烧海参

白灼，"灼"是粤菜烹调的一种技法，以煮滚的水或汤，将生的食物烫熟，称为"灼"。食物烫熟后马上捞出，蘸着调料食用。白灼与清蒸接近，能充分突出食材本身的美味与鲜嫩，保留营养物质、清淡爽口。白灼看似简单，实则不易，火候最难掌握，严格把握烫漂以分钟计算的时间，不宜轻不宜过，以八成熟为最佳，既能杀死病菌，还可保证海鲜质感细腻鲜嫩，尽显食材的天然本色，营养成分几乎不受损失。新鲜的海鲜如鲜虾、鲍鱼、生蚝、蟹肉等都可以做原料，白灼时水中加入姜、葱、料酒去腥。代表性菜肴有白灼基围虾、白灼章鱼等。

爆炒，家常做法，适合南北口味，常见的有辣炒花蛤、油爆海螺、韭菜烧海肠、清炒虾仁等。

水煮，此处不是川菜料理水煮鱼的烹饪技法，而是只用清水煮熟食材的一种做法，通常适用于贝类的烹调。例如，水煮海螺、水煮鲍鱼、水煮文蛤等，海鲜煮熟后捞出，取出肉，蘸调料吃。水煮能保留海鲜原有的鲜香，适用于家常与餐馆随煮随吃，不适用于工厂加工。

炖，是一种健康的烹调海鲜方式，可最大限度保存各种营养元素。海鲜放入水中，加入调味料，先用旺火烧沸，然后转成中小火，如炖鱼头、鱿鱼烧豆腐、熬鱼汤等。这种烹调方法时间比较长，一般需要几十分钟。

烧烤，是利用火焰将海鲜烤熟。现在烧烤方式逐渐多样化，发展出烧烤炉、烧烤架、烧烤盘、烧烤酱、锡纸等烧烤用品。炭火是明火，烧烤温度高，风味足，但是产生的苯并芘等危害物也多；烤盘或者铁板烧烤温度低，但是烧烤风味不浓郁。炭烤半壳牡蛎、铁板鱿鱼、烤海鲈都是大众喜爱的烧烤。工厂采用传统的果木炭烤工艺制作烤鱼片，保留鱼肉的鲜香，味道鲜嫩细腻，肉韧不焦，烤制出的鱼片色泽鲜亮诱人。

盐焗，利用盐作导热介质使海鲜受热成熟。盐焗过程中海鲜原料中的水分有一定程度的流出，有浓缩原料鲜味的效果。盐作为一种调味料，或多或少地会黏附在海鲜上，无形中增加了部分咸味，心理上感觉盐焗海鲜更加鲜甜。最常见的就是盐焗大虾。

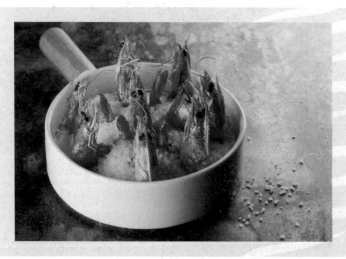

盐焗虾

油炸，用面粉、鸡蛋与水和成浆，将新鲜的鱼虾裹上浆放入油锅炸成金黄色。吃时蘸调料，鲜嫩美味，香而不腻。代表菜品有软炸虾仁、干炸鱼片等。油炸品有面糊回软问题，放置过久酥脆性会有所下降，限制了工厂化生产。

海鲜的烹饪方式多种多样，食客喜好也各不相同。要问哪种海鲜用怎样的方式烹饪最为美味，每个人会有自己的答案，这就是常说的众口难调吧。

36 烹煮海鲜有最佳火候吗?

吃海鲜讲究的就是那股子原汁原味的鲜劲儿！看似简单的烹煮其实大有学问，时间短了不熟，时间久了肉变硬。那到底该如何把握时间、烹煮一桌口感极佳的海鲜大餐呢?

（1）蛤蜊、蚬子

葱姜爆锅后，把活的闭壳蛤蜊、蚬子直接入锅颠炒，不多会儿就能听到"啪啪"开口的声音，这时贝壳微微张开，体液流到锅里，成为鲜美汤汁。待全部贝壳都张开后就可以出锅了，这时的肉最嫩。如果继续加热，贝肉就会变硬。

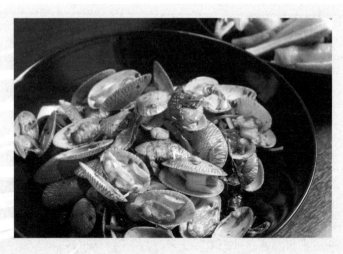

蛤蜊

（2）牡蛎

将牡蛎洗净放到蒸锅的箅子上蒸，开锅以后继续蒸五分钟即熟。个头大的牡蛎适当延长1～2分钟。这时的牡蛎含汁水最多。

（3）海螺

海螺下入锅中，加冷水稍漫过海螺。水烧开数分钟后，一旦发现有海螺厣（螺口的硬板）脱落下来，立即停火，从水中捞出，这样螺肉会很容易用牙签挑出，且内部的内脏也能轻易挑出来，不会断落在螺壳深处。

（4）皮皮虾（虾蛄）

皮皮虾最适宜蒸制，用水煮会有鲜味损失到汤汁里。蒸制的时间是开锅后蒸七八分钟。

（5）螃蟹

为防止蟹黄蟹膏流出，螃蟹肚皮一侧一定要向上摆放。开锅以后再蒸十二分钟左右就可以出锅了。

（6）章鱼

几十厘米长的大个体章鱼的胴体和足腕大小厚薄不均匀，所以煮熟的时间不太相同，如果一起下锅煮，则很可能胴体刚煮熟，而足腕可能已熟过头了，质地韧劲大咬不动，因此胴体和足腕最好分开煮熟。先把胴体切下来入锅中，根据个体大小，煮二三分钟以后，再把足腕爪放到锅里煮三四分钟，然后立即放入冷水中冷却，这样口感就会很脆，冰水冷却效果更好。技巧是八成熟即可，不能过熟。

（7）海鱼

适合清蒸的鱼有牙鲆、海鲈、银鲳、石斑等。清蒸前需在鱼身上改刀，以防止熟后鱼皮无规则裂开，加入葱姜后入锅蒸，开锅后旺火继续蒸六七分钟，大鱼需再延长 1 ～ 2 分钟。

海鲜最佳蒸煮时间见表2-1。

表2-1　海鲜最佳蒸煮时间

海鲜名称	蒸煮开锅后加热时间 / 分钟
海螺	3
小海螺	1 ～ 2
牡蛎	4 ～ 5
扇贝	3 ～ 4
蛤蜊	3 ～ 5
皮皮虾	7 ～ 8
螃蟹	10 ～ 12
章鱼（八带蛸）	胴体 6 ～ 8、足腕 4 ～ 5
海鱼	6 ～ 8

37 手工鱼丸的Q弹，机器加工能做到吗?

鱼丸是我国传统的、最具代表性的鱼糜制品，以鱼肉、淀粉为主要原料加工而成，深受人们喜爱。

鱼丸Q弹的主要原因是鱼肉泥加热后形成鱼糜凝胶，凝胶网络结构组织中的蛋白质将水分封锁在网络结构内，不让水分流失，从而使整个凝胶组织紧密地交联在一起形成胶冻体，同时风味化合物也被截留在胶体内。

制作鱼丸时，应选择蛋白质含量高、脂肪含量较少的鱼。去皮去骨刺取出鱼肉，手工鱼丸是用刀将鱼肉剁成鱼泥，然后放在案板上用木杖反复锤打，目的是充分破碎鱼肉细胞、溶出肌原纤维蛋白，破坏蛋白质之间的氢键，促进α-螺旋解旋，产生更丰富的交联基团。然后加入2%的食盐，充分搅拌，促进盐溶性肌原纤维蛋白与水分子的结合，结合的水越多做出的鱼丸弹性越强。加入淀粉和调料拌匀后就可以制作生鱼丸了。生鱼丸在加热过程中，肌原纤维蛋白会交联聚集成网络结构，把水分子、淀粉、鸡蛋、调味料等均匀地包裹在一起，从外观看就是一个具有弹性的凝胶体。

使用机器制作鱼丸时，由于机械的斩拌擂溃速度较快，容易使鱼糜温度升高，造成蛋白质提前受热变性，不易形成三维立体网络结构，降低了凝胶的保水性，从而影响制品的弹性，应采用加冰水等降温措施。

随着技术的进步，传统鱼糜生产设备也在快速升级，用机械做出与手工一样口感的鱼丸是可以实现的。

38 如何把干海参泡发得又大又弹?

海参为了长期保藏，一般采用干制的方法。活海参在盐水中烫漂十几分钟后，取出晾干，然后低温烘干，制得干海参。餐馆和家庭在烹制前，需要把盐干海参或者淡干海参放在清水中（优先选择纯净水）浸泡24～48小时，每12小时换水1～2次直至体软。

将泡好的海参沿原有切口纵向剪开，剪去沙嘴，去掉内脏，清洗干净，放入水中煮30～45分钟至松软，然后在4℃纯净水（不建议使用自来水和矿泉水）中涨发，根据海参参龄、大小、厚薄，涨发到合适的口感，大约需要1～3天。

在这样反复水浸泡蒸煮过程中，水溶性的活性成分会流失25%～35%。

最好把浸泡水回收利用。

　　泡发好的海参建议用塑料袋单只包好放在冰箱冷冻保存，随吃随取，常温保存不宜超过3天。

　　特别提示：海参涨发全程切忌沾染油脂、碱、盐，选择大一点的容器，水量足一些，否则会使海参溶化，涨发受限。海参内壁上有白色纵向的海参筋，可以食用且有营养，但会影响海参涨发的长度和形状，不必取下，只需用刀将海参筋割断即可。

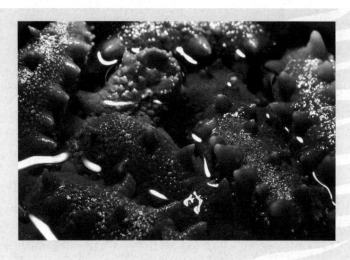

发制海参

39 如何完整地去除虾线?

　　我们先了解一下虾线是什么？为什么要去除虾线？其实每只虾的背部和腹部都各有一条黑线，背部的那条黑线是虾的肠道，也就是我们平常所说的"虾线"或"虾肠"，里边有虾尚未排泄出去的物质。虾线中的东西不仅很脏，而且含有一些对人体有危害的物质，烹调之前或食用之前应将其去除掉。虾的腹部也有一条黑线，这条黑线是虾筋（腹神经链）。我们在用虾做菜时会发现虾受热以后就会弯曲成弓形，这就是虾筋受热后收缩导致的。因此，我们在烹调一些需要保持笔直造型的虾类菜肴之前就必须要将这条虾筋切断，不一定去掉。

　　去除背部虾线有方便快捷的方法：一只手捏住虾头，一只手捏住虾身，双手用力将虾从背部对折掰开，然后稍微回挤一下虾头，这时候虾头里面的胃和肝脏便被挤出到虾壳外；用手轻轻捏住内脏向外拉，就可以同时带出虾背里面的整条虾线。

也可以沿虾背从虾头向下数第二或第三个关节处插入牙签找到虾线，用食指压住虾线后向虾头方向一带便可挑出虾线。

鲜虾和熟虾可以用刀从虾的尾部沿虾背划开，此时可以清晰地看到虾线，用手或牙签将虾线拿出或挑出即可。对于十厘米以下的小虾就没有必要去除虾线了。

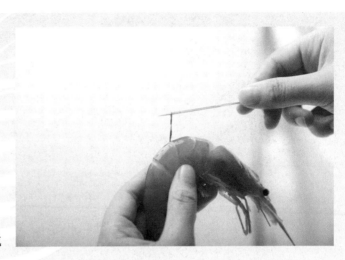

挑虾线

40 "千滚豆腐万滚鱼" 有什么道理?

"滚"是指汤水受热后微微翻滚，微滚可以减少水分的蒸发，不容易破坏食材的完整性。千滚万滚指的是很长时间的炖煮，也称为煨。

鱼和豆腐是比较耐煮的材料，在100℃微沸，豆腐和鱼肉中的矿物质、小分子肽、氨基酸、水溶性蛋白质等营养和呈味物质会慢慢地溶到汤汁中，蛋白质大分子也会逐渐降解为小分子，成为鲜味肽或氨基酸；从风味角度，炖煮使鱼里的蛋白质与豆腐里的多糖相互作用产生香气和美味，这种效果只有半小时以上的长时间炖煮才会显现。时间长了也使得油脂在汤中得以分散，在蛋白质的乳化作用下使汤汁呈现乳白色，不显得油腻，增加了风味的浑厚感。这时候的汤甚至比鱼肉和豆腐都要鲜美。

所以"千滚豆腐万滚鱼"既是古人的经验，也符合现代食品化学的原理。只是豆腐中的B族维生素、大豆异黄酮等怕"千滚"，其含量会有所下降。鱼中的不饱和脂肪酸也受不了"久炖"。

顺便说一句，古时候没有味精，鲜味是靠高汤来调配的。高汤是猪肉、鸡肉、鱼肉等肉类长时间熬煮成的，含有大量的鲜味氨基酸和鲜味肽。

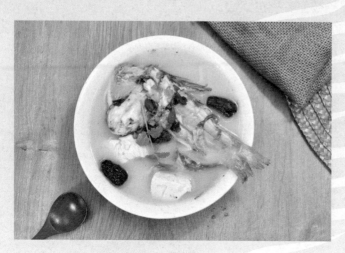

豆腐鱼汤

41 海水鱼怎么烹制才能好吃又营养？

鱼肉蛋白质受热后会发生化学变化，鱼肉质构变软易碎，鱼肉鲜味香味突出，营养成分和体表颜色都会有不同程度的变化。

常见的烹鱼方法，分成以下几类：

一是油炸，有直接下油锅炸，也有裹上淀粉和面粉的干湿糊下油锅炸，菜品有干炸鱼；还有油炸之后再浇汁调味的鱼，如松鼠鱼、红烧鱼等。此外鱼罐头的原料，几乎都要过油炸制，可以产生油炸香味和诱人的色泽，油炸温度一般在 $120 \sim 180℃$。

二是油煎，用油煎鱼的两侧至金黄，如香煎鳕鱼等，或者煎透之后再加各种调料炖煮，如干烧鱼等。油煎的温度往往比油炸的温度要高一些，因为鱼体直接受到锅底的火焰高温。

鲜鱼经过油炸和油煎之后，水分会减少，所含脂肪比例相对增高，可能会破坏 $n-3$ 不饱和脂肪酸的结构，同时还会增加油脂氧化产物，对维生素的破坏也极大，因此鱼类不宜采用直接油炸的烹调方法，应尽量降低油炸的强度，例如可缩短煎炸时间，降低油温，裹面粉湿糊处理等。

三是烧烤，烤鱼有暗火和明火之分，现在工厂化多以远红外或者煤气产热烧烤，餐馆多以炭火和电加热烧烤。远红外和电加热属于暗火，也就是看不到火焰，烤鱼受热均匀，外观整齐，颜色诱人，但是由于温度不高故产生的风味不如明火烤制的焦香。炭火属于明火，温度极高，产生的香味浓郁，但是控制不好容易使烤鱼外层焦煳而中间受热不足，这种明火烤制的应少吃或者不吃外层焦煳部分。鱼肉中的长链不饱和脂肪酸难以承受烧烤的高温，非常容易氧化，适宜烧烤的少脂海鱼有比目鱼、面包鱼、马步鱼、鳗鱼等。

四是炖煮，先加油爆香各种香辛料，再加水、酱油等煮沸，放入鱼，小火慢炖，直到鱼入味。炖煮温度在100℃，可基本保持脂肪酸的稳定性。家常烧鱼、清炖鱼、铁锅鱼等都属于炖煮类。

五是清蒸，将鱼简单腌制或不腌制，放蒸锅中快速蒸熟。清蒸方法是最有利于保持鱼原有品质的做法，也是最营养健康的烹调方式。

42 为什么低温是保持海鲜新鲜度的最佳方法?

海鲜有很多种保存方法，比如干燥、加热、罐头、盐渍、气体调节、超高压、辐照等，这些方法虽可保藏海鲜，但是几乎损失了海鲜最重要的鲜字，只有低温可以最大限度地保留住鲜度。

实际上我国的冷库冷链产业最早就是为了冻藏海鲜而发展起来的，后来推广到冷冻猪肉、蒜薹、芸豆等。

现实中海鲜的40%是活品和冰藏品，30%是冷冻品，10%是干品，其他的20%是鱼糜制品、罐头制品、腌制品。

为什么低温可以最大限度保持海鲜的品质呢?这是因为在低温环境下，海鲜中的微生物和酶降低了生物活性和新陈代谢，延缓了对海鲜的分解，对海鲜的风味、质构、营养、外观影响很小，而且温度越低，微生物和酶的活性越低，对海鲜品质的影响就越小。

低温保鲜温度有4℃和-18℃。4℃也就是我们家用冰箱冷藏室温度，也称冰鲜温度，如果要保鲜数天，这个温度就足够了，一是节省能耗，二是避免了鱼虾肌肉结冰带来的损伤，三是起到排酸的效果。渔获物从渔船到市场，再到餐馆或家庭可以采用加碎冰保持低温。

如果要数月或者半年以上长期保鲜，或者要运输到几百公里以外的市场，则必须采用-18℃的冷冻保存。就是将鲜活品-23℃以下冻结，然后再把它们放入-18℃冷库中保存。等需要食用的时候，取出化冻。冷冻保鲜是目前保鲜效果好、最大限度保持原有品质、成本低廉、安全可靠、储存时间长的一种保鲜方法。

冷冻保鲜的原理是它能在极短的时间（数小时，甚至数分钟）内，使海鲜中心温度降到冰点以下，从而使海鲜细胞内和细胞外的游离水与结合水同时变成无数细小的冰晶体。这样的冰晶体积最小，不易涨破细胞，即使在解冻时，冰晶融化生成的水分能够迅速回复到细胞内原先的位置，被海鲜细胞所束缚，减少营养汁液的流失，进而最大限度保留原有的感官品质和营养成分。有些冷冻的活鱼解冻后还能继续存活，这充分证明了冷冻对品质影响不大。当然这对技术要求很高，在冷冻时，温度越低，冻结速度越快，冰晶就越小，影响也就越小，所以对于高品质的食材可以采用–30℃、–60℃、–80℃冻结，甚至采用–190℃的液氮冻结，然后再转运到–20 ～ –30℃的冷库中贮藏。

例如金枪鱼的保藏温度必须要在–50℃以下，才能防止氧化，否则，解冻后的肉色就会从鲜艳的深红色变成暗淡红褐色。

总体来说，冰鲜鱼与活鱼品质几乎一样，冷冻鱼尽管是所有保鲜方法中产量最大的，但还是建议尽量不冻，或者严格按要求操作才能不损失海鲜的重量和风味。

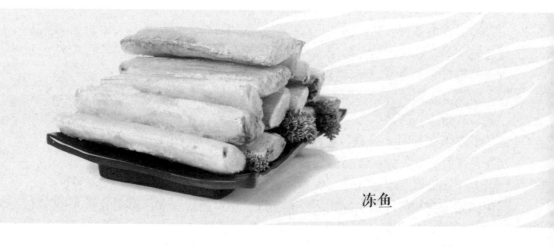

冻鱼

43 冻海鲜储藏与解冻对营养损失有多大？

海鲜冷冻储藏，如果方法不当会造成干耗失重、氧化变色、汁液流失等损失。特别是反复冷冻风味会变得更差。

我们可能会有这样的经历，冰箱里的虾冷冻时间长了，取出后会发现颜色变深，解冻后肉与壳分离并萎缩，做熟后鲜味下降，虾肉干硬，这都是储藏不当带来的影响。还有一些人喜欢一次性购买大量海鲜存放在冰箱里，想要吃的时候就拿出来解冻后烹调。还有的将解冻的海鲜用了一部分，剩余部分再次放回冰箱中冷冻。以上这些做法对海鲜的品质会有不良的影响。

如前所述，冷冻虽是有效保藏海鲜的方法，但在冻藏过程中海鲜质量也会下降，甚至会造成某些食品安全隐患。

在冷冻过程中海鲜里的水分会形成很多小冰晶，长期冻藏，和多次反复冷冻解冻会使冰晶体积不断变大，冰晶比原先水的体积大百分之十，撑涨海鲜肌肉细胞膜，最后导致细胞破裂，解冻后细胞内的液体流向细胞外，从而使得蛋白质、风味化合物、水分等汁液流失，降低了海鲜的营养价值，并造成口感发硬和鲜味变差，重量上也有较大的损失。建议将大份或大量的海鲜食材分成单次食用量的小份，单独包装后冷冻保存，每次取出当次使用量，而不再将多余的解冻海鲜再次冷冻。

冷冻储藏过程中，海鲜体内的冰晶有一个奇特的性质，即使在冻结状态下也会慢慢升华变成水蒸气挥发到空气中，最后聚集到温度更低的蒸发器上形成冰霜。冷冻时间长了海鲜就会因水分升华造成干耗，重量降低，为了防止海鲜体内的水分蒸发，加工厂在冷冻时给海鲜包上一层冰衣，让冰衣的水分先于海鲜的水分蒸发。

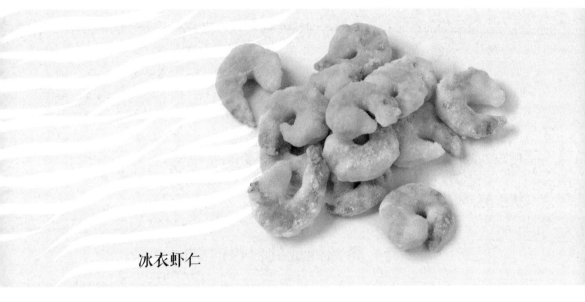

冰衣虾仁

此外冷冻储藏过程中，尽管细菌已经被抑制，但是酶依然活跃，特别是氧化酶会促进海鲜肌肉中高不饱和脂肪酸的氧化，使颜色变黄，并会产生氧化怪味。

家用冰箱温度的波动很大，很容易使冰晶体积持续增大细胞破损。因此家用冰箱不宜大量长期贮藏海鲜，最好在1～2个月内食用完。

冻海鲜食用之前需要解冻，解冻也是一个影响海鲜品质的关键控制点。

很多人习惯烹调鱼之前从冰箱里拿出冷冻鱼泡在热水中解冻，认为这样解冻速度快。这种做法表面上看是加快了解冻速度，但是热水只能使冻鱼的表皮受热，热量不能很快传导进鱼体内部，这样不但不能快速化冻，而且还可能烫熟表皮。即便是解冻了，也会因为冰晶融化后没有迁回到原来的肌肉细胞内，造成解冻后细胞液汁的流失，从而烹出的鱼无论是风味还是营养都会大打折扣。液汁流失还会造成鱼肉发柴，就像木柴一样干硬，没有肉质的弹性。正确的解冻方法应该是，提前数小时将冻鱼从冰箱里取出放在盆中或者案板上自然解冻，或者在冷水中浸泡解冻。如果不急用，最好的做法是前一天从冷冻室取出，放到冰箱的冷藏室内慢慢解冻。研究发现，解冻越慢，时间越长，解冻后品质就越好。只有慢解冻，冻鱼体内的冰晶融化才能更均匀，不容易造成液汁的流失。其他冷冻海鲜的解冻也是如此。解冻温度与鱼汁液流失关系见表2-2。

表2-2　解冻温度与鱼汁液流失关系

解冻温度 /℃	45	35	25	15	5
鱼汁液流失 /%	34.5	24.9	14.0	8.0	6.2

用微波炉加热也可以解冻，但在专业上称为调温，仅仅把冻海鲜的温度从−18℃升高到−7℃，立即停止，转移到空气中或者水中继续解冻到0℃左右。如果冻海鲜到−7℃时还在微波炉中继续升温，一旦局部冰晶融化成水，则这部分水会吸收微波炉全部的能量而迅速升温到100℃，而其他部位是冰，冰就竞争不过已经融化的水，从而不能吸收微波能量，就一直不能解冻，因此必须严格控制冷冻海鲜在微波炉里的温度变化。这个操作对于非专业人士难以掌握，即便是微波炉有解冻挡位，也尽量不要使用。

不管以上哪种解冻方法，一旦解冻完成，应立即进入烹调或加工环节，以防止微生物的繁殖。

44 鱼汤炖成乳白色的学问

鱼汤以其润燥滋补的功效、鲜美醇厚的滋味而受到人们的喜爱。提到鱼汤，很多人都认为乳白色的汤营养更多。事实的真相不是这么简单，鱼汤的颜色与营养价值有关系也没有关系。

首先我们应先搞明白鱼汤为什么会变白。煮鱼汤之前，先把鱼的两面用油煎炸一下，然后再放水熬。在熬煮过程中，鱼肉细胞膜里的磷脂和细胞内的水溶性蛋白质会逐渐溶解到汤汁中，这两者有乳化剂的作用，乳化剂就是既能连接水分子也能连接油脂分子，可以把油脂均匀地分散到水中。熬煮中，刚刚炸过的鱼体表的油脂会以极小颗粒的形式慢慢析出到汤中与上述乳化剂相连接，并被乳化剂包裹成纳米级或微米级颗粒，使水与不相溶的油均匀地分散在汤中，使鱼汤变成水包油的乳化液，并稳定存在。光线遇到这些小微粒的时候，会反射全部的光，我们肉眼看上去就是乳白色，这与牛奶的颜色机理是一样的。鱼汤越白，说明其中的微颗粒越多。

熬鱼汤的时候，从鱼体溶出磷脂和蛋白质以外，还有氨基酸、核苷酸、低聚肽、嘌呤等小分子化合物，使鱼汤既有滋味又有营养。当然大分子化合物依然还在鱼肉中，所以要想营养全面还应吃鱼肉。

如果认为鱼汤还不够白，可以放入适量咖啡伴侣植脂末、牛奶或者蛋黄酱，它们都是优质的乳化剂，很容易把汤做成乳白色。

因此形成乳白色汤汁的必要条件是要有水、油、乳化剂、搅拌或者长时间沸腾以便形成微小的颗粒。牛奶、羊肉汤的乳白色也是这个原理。

45 真空包装可以保藏鲜鱼吗?

真空包装是抽掉空气的密封包装，有人会问用真空包装鲜鱼，可以长时间保持其鲜度吗？实际上这种做法是达不到预期效果的。

食品腐败变质是由微生物引起的，而大多数微生物（如霉菌和酵母菌）是需要氧气的，真空包装是把包装袋内和食品细胞内的氧气尽量抽掉，使好氧微生物失去"生存的环境"。实验也证明：当包装袋内的氧气浓度小于0.5%时，大多数微生物将受到抑制而停止繁殖。但是真空包装并不能抑制厌氧菌的繁殖和酶的反应所引起的鱼类变质和变色。

虽然真空包装隔绝了空气、防止了外界微生物再次的侵染，但鲜鱼体内的厌氧菌还是能正常生长的，可能会造成鱼肉腐败甚至产生毒素。况且抽真空并不能将空气抽得一干二净。因此，真空包装保藏并不是保险柜，常温放置不会延长保鲜时间，更不能代替高温杀菌或冷冻保藏。

既然这样，那真空包装还有什么用呢？

在海洋食品实际生产过程中，抽真空包装往往是为了配合后期软罐头高温杀菌而设置的环节。一方面抽真空后更有利于塑料袋内外的快速传热，使物料迅速升温从而杀死微生物；另一方面，保持袋内真空度可以防止残留的空气受热膨胀，把软包装袋给涨破。

真空包装除了对鲜鱼的长期保藏没有效果以外，对茶叶、粮食、坚果等食品的包装几乎也没有延长保质期的效果，但对于食品的防止氧化、美化外观、缩小体积等还是有好处的。

46 活海参不立即加工会自己溶化掉吗?

活海参有自溶的本能,一旦被捞上岸,宁死不屈,自己的消化液会把自身完全消化成水。其原因是,海参遇到不合适环境时,内脏就大量分泌一种蛋白酶,这种酶可以把自己的体壁蛋白化解成液体。所以海参的加工就是想办法立即钝化或者抑制这种酶的活性,不让它自溶。古代劳动人民发明了物理和化学的加工方法,就是利用高温和食盐相结合的办法抑制酶的活性,加工成盐渍海参或盐干海参。

(1)盐渍海参

将海参去内脏,经水煮,然后加食盐盐渍。水产行业标准SC/T 3215—2014《盐渍海参》中规定合格品盐分含量小于25%,水分含量不得超过65%。

(2)盐干海参

将海参去内脏,经盐水煮,然后加食盐盐渍,取出烘干。国家标准GB/T 34747—2017《干海参等级规格》中规定,盐分含量可以达到40%,水分小于15%。

(3)淡干海参

将海参去内脏,清洗,清水煮沸,烘干而成。淡干海参是海参产品中的极品,无糖无水,方便储藏。只是外观看起来体积很小,形态不如盐干海参那么饱满好看。食用时用水发制的过程同盐干海参一样繁琐。淡干海参盐分含量在12%～20%,水分小于15%。

(4)冻干海参

将海参去内脏,清洗,清水煮沸30～50分钟,低温冻结,在真空环境下干制而成。冻干海参最大限度保持了鲜海参色、味、状态及营养成分。水分含量极低(5%),储存方便,干燥密封最长可保存3年。食用时只需将冻干海参置于纯净水中浸泡数分钟后就可直接食用。冻干海参的体积涨发前后基本保持不变,缺点是加工成本太高。

(5)高压即食海参

将海参去内脏,清洗,用高压锅蒸煮,包装冷冻,低温保存。使用时开袋即食。完整地保持了海参形态,解决了海参涨发的繁琐。盐分一般小于3%。

47 风靡古今中外的熏鱼

熏鱼是熏制品中产量、影响力、感官接受度最大的食品。熏制品是指通过风干、烟熏，带有一种独特的烟熏风味并能较长时间保存的一大类食品。烟熏鱼和烟熏肉的制作历史在西方可追溯到12世纪以前，我国也有公元前西汉熏鱼的文字记录，例如湖南、湖北的熏腊鱼等。熏制品加工是在木材燃烧不完全条件下产生烟气，让食材在一定温度下吸收烟气，令食品具有特殊的烟熏风味和颜色。

在熏制过程中，熏烟中醇、醛、酮、酚和酸类等脂肪族和芳香族化合物，凝结沉积在鱼体的表面，也有部分渗入到内层，不仅使熏制品产生特有的色泽、香味，而且能抑制微生物的生长。例如芽孢菌经烟熏3小时，伤寒菌、葡萄球菌等病原菌烟熏1小时能被灭活。熏制防腐不仅限于熏烟，热空气温度、干燥作用以及熏前盐渍处理，都对防腐保藏有贡献。

熏制海鲜的制作常选用新鲜的鲑、鳟、鲟、鳗鱼等含脂肪较多的鱼类，也可以用牡蛎、贻贝等贝类。基本步骤是：原料去脏去鳃、盐渍、漂洗、调味、干燥、熏制、包装、成品、低温储藏。一般来讲，常用树脂少的硬质宽叶的树木作为熏制的木材，例如苹果树、白杨、白桦、枫树等，当然也可以使用干锯木屑或玉米芯、稻壳等。随着工业化的发展，烟熏的方式也从传统的烟熏法，发展为电熏法、液熏法，不仅缩短了熏制的时间，还能保持肉质鲜嫩，最重要的是致癌物苯并芘的生成大幅降低。烟熏三文鱼、烟熏牡蛎、熏烤鳗等是典型的烟熏海鲜。

在我国江南一带有一种熏鱼先油炸鲜鱼，然后放到调味液中浸渍，捞出晾干即得熏鱼，也称爆鱼。

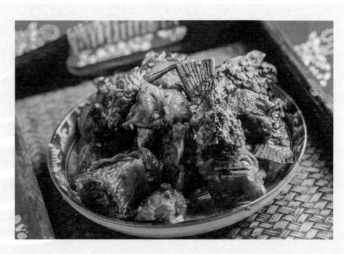

爆鱼

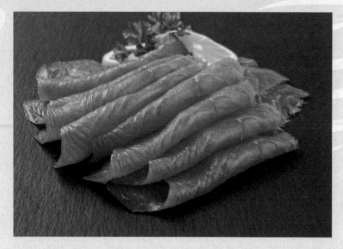

烟熏三文鱼

48 人造蟹腿棒是蟹肉做的吗?

人造蟹腿棒也叫人造蟹腿肉、模拟蟹腿棒，是一种常见的人造海鲜，其逼真的视觉效果，令人怀疑真的是用蟹肉做的。

实际上，人造蟹腿棒的主要原料是鱼肉、蟹味调料、蟹提取物等，配以鸡蛋、淀粉等辅料，先把鱼肉和原辅料调料混合均匀，利用鱼肉中的盐溶性肌动球蛋白和谷氨酰转氨酶的黏合性聚集在一起，然后通过喷嘴喷成丝状，再将这些鱼肉丝集成束，染上蟹红色素，切成蟹腿一样的长条即成。还有一种做法是将鱼肉和原辅料调料混合均匀后压延成膜，再将膜切成丝，再用前边提到的工艺制成人造蟹腿肉。人造蟹腿肉吃起来感觉具有蟹肉组织的纤维结构，还有逼真的蟹肉风味，无论是外观还是口感都非常接近真实的蟹腿肉。

为什么要模拟蟹腿肉而不直接模拟蟹肉呢？这是因为模拟的是雪蟹的腿肉，雪蟹个体很大，蟹腿有20～30cm长、2～3cm粗，真正的雪蟹腿肉颜色白皙、纤维细长、味道甜鲜。

鱼肉多淀粉少的高品质模拟蟹腿肉与真雪蟹腿肉相比，可以达到以假乱真的程度。有的产品为了降低成本，加大了淀粉在原料中的比例，结果做出来的人造蟹腿肉口感和味道很差，就像吃一个面团子。

也可以用鱼肉加贝类风味料依据上述工艺做出模拟扇贝柱，产品已经上市。利用这个技术，还可用小虾的肉泥制成肉丝，再添加谷氨酰转氨酶混合，注入含有红色素的大虾模具中加热，冷却后脱除模具就可得到外观形状、纤维结构、滋味气味都逼真的大虾虾仁。

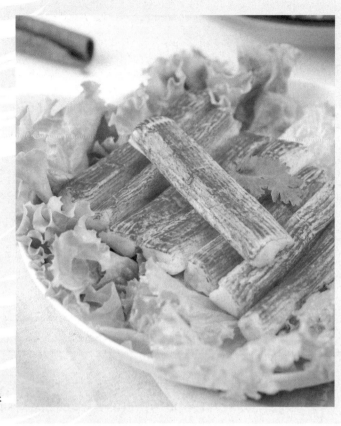

模拟蟹腿棒

49 海鲜干制后还鲜美吗?

　　海鲜为什么要干制呢?古时候,没有冷库保鲜设施,只能靠风吹日晒这些自然条件干制海鲜,以便达到长期大量储存海鲜的目的。在长期实践中发现,干制的海鲜有新鲜海鲜所不具备的另外一种鲜美滋味。

　　干制就是利用晒干、晾干和风干,或者通过机械设备加热烘干去除鱼体内的水分,从而抑制微生物的生长繁殖,达到防腐保鲜的目的。干制过程中,海鲜和海鲜里的微生物同时脱水,没有了水分,微生物就处于休眠状态,但没被杀死只是暂时停止了生理活动,当环境条件变得适宜时,微生物就可以吸收水分重新恢复活力。

　　干制后,海鲜所含水分达到30%以下,重量也仅为原来的20% ~ 40%,并且体积也变小了,适合长期保存、运输。

　　研究发现,海鲜干制后,其感官接受度会发生明显改变,干制的轻度氧化，会产生不同于鲜品的风味。例如干虾米与鲜虾、干贝与鲜贝的风味明显不同，各有各的特点。

干制的过程简单，成本低廉，但是耗时长。原料经漂洗、出晒、罨蒸、翻晒得成品。这个过程要花几天甚至更长。自21世纪以来，方便即食干制品都已采用工业化隧道式烘干机干燥，这种技术干燥时间短、环境卫生好，可以有效保证干制品的食品安全性。

常见的干制产品有鱿鱼干、黄鱼鲞、鳕鱼干、干鲍鱼、淡菜（贻贝）、干贝、虾米、虾皮、蚝豉（牡蛎干）、干海参、花胶、海蜇、干鱼子、干海带、干紫菜等。

干制品的含水量越低，空气相对湿度（65%以下）越低，储存温度越低，则储存期就越长。

现在很多干制品为了追求软嫩的质感，使得含水量在30%～40%。这样的产品最好密封包装，在10℃以下可以储存半年甚至一年而不变色、不变质。对于淡菜、鱿鱼干、干贝、虾米等产品即使含水不高也应储藏在10℃以下，以保持良好色泽和光泽。

由于干制过程中鲜味物质没有流失，同时还产生了新的鲜甜风味，所以即食、水发后食用或者直接煲汤都很鲜美。以下是几种典型的干制品制作方法。

黄鱼鲞，将大黄鱼从背部剖开，去掉内脏、漂洗、晒干而成。浙菜系一道色香味俱全的传统名肴，以洁白、形圆、味鲜、淡口味为上品。可清蒸、煎炸。

鱿鱼干，将鱿鱼除内脏、清洗、干燥、罨蒸、干制而成。东海、南海沿海较多。体形完整、无黄变、有光泽、表层有白霜、不发黏的为上品。食用前需泡发，可蒸、炒、炸。

虾米，也称海米，是将中小型虾清洗、盐水煮熟、晒干、脱壳而成。色泽光亮、鲜红、质硬、完整的为上品。食用前需水泡，炒、蒸、做馅料、煲汤皆可。虾皮是指毛虾煮熟后晒干，不需脱壳的干虾制品。

干贝，扇贝蒸熟后，去掉内脏，取出闭壳肌，盐水煮熟，晒干而成。江珧贝、栉孔扇贝的闭壳肌原料的个体较大。形状完整、柱短形圆、坚实饱满、干硬有白霜、无裂缝的为上品。

花胶，也称鱼胶、鱼肚。把鱼鳔的薄膜、脂肪层以及毛细血管剥去，洗净晾干得花胶。金黄色、有光泽、半透明、个体大、鳖鱼鳔的为上品。水发后可炒、炖，也可煲汤。

50 为什么市场上少有鲨鱼肉?

鲨鱼具有完美的流线形身材,没有鳔,需要不停地游动才能保持在水里固定深度。鲨鱼有着极强的免疫系统,是动物世界中已知的唯一一种不易生病、不长肿瘤的动物。

鲨鱼体内含有大量的尿素,当鲨鱼的渗透压高于和小于海水时,可以通过尿素调节水分的摄入和排出,以便维持自身的渗透压平衡。鲨鱼属于软骨鱼类,没有完整的泌尿系统,尿液和其他废物经血液从皮肤排出体外,因此其皮肤会残留尿素的味道。鲨鱼死后体内高浓度的尿素代谢变成氨、三甲胺、二甲胺这些腥臭气味,也可以说是尿味。因此,不新鲜的鲨鱼肉有异味,不适合上市销售。

鱼翅是鲨鱼鳍制成的海珍品。渔民取下鲨鱼的鱼鳍后,将其加工制成鱼翅,顺便可以把鲨鱼肉加工制成美食产品,但现实中因为上述原因鲨鱼肉几乎都扔掉了。

因此,只有非常新鲜的鲨鱼肉才有可能制成冻鱼片或罐头。

51 我们能吃到鲜活的南极磷虾吗?

南极磷虾体表有像萤火虫一样的萤光器官,每2、3秒发出黄绿色的光,发光物质以磷为主,因此称它为南极磷虾。我国在南极建立的中山站与北京的距离约有12000公里之遥,这么远的距离,我们能吃到鲜活的南极磷虾吗?

南极磷虾生长在没有污染的南极无人区。那为什么不去多捕捞一些运回到国内呢?这是因为南极海域天气恶劣、路途遥远、对捕捞船的要求很高。最困难的是南极磷虾体内含有自溶酶,捞起后不立即加热,就会把自己消化掉,因此必须立即加工,所以我们几乎看不到鲜活品,只能看到深度冷冻品和熟制品。此外,南极磷虾个体很小,平均体长在4～6cm,所以加工成软炸南极磷虾、南极磷虾虾糜等预制菜最为合适。

现在市面上销售的有南极磷虾油营养食品,富含磷脂态的二十碳五烯酸、二十二碳六烯酸等n-3多不饱和脂肪酸,与传统鱼油相比具有更好的吸收性、生物利用度和生理活性。

南极磷虾蛋白质含量高,氨基酸全面,含DHA、亚油酸、亚麻酸等高度不饱和脂肪酸以及多种矿物质元素。世界卫生组织对南极磷虾、对虾、牛乳和牛肉的氨基酸综合营养价值进行打分，结果是南极磷虾100分，牛肉96分，牛乳91分，对虾71分。

早在二十世纪七八十年代，苏联等国率先开始对南极磷虾大规模的商业捕捞，最高年捕获量约为48万吨。日本、韩国、挪威也紧随其后，我国20世纪时仅做科研探捕，2010年以来开始商业捕捞。2014年，捕捞量达到5.4万吨。目前，从捕捞到加工的产业链也已初具规模，相信南极磷虾端上中国百姓餐桌不再是遥不可及的梦想。

2000年南极科学委员会和海洋研究科学委员会等国际组织对南极磷虾各海域的分布密度和资源量进行调查，估计其总量在6亿～10亿吨之间，是鲸鱼和其他海洋生物的重要食物链，也是可供人类食用的海鲜，被誉为是"最后一个宝藏"，要知道全球的海洋渔业捕捞量还不到1亿吨。

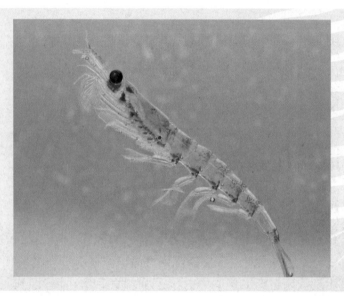

南极磷虾

52 海藻凉粉是怎么制作的，果冻也是海藻胶吗？

琼脂，也称琼胶、寒天、冻粉。是用石花菜、牛毛菜、紫菜、江蓠等红藻为原料，除净杂质，用沸水熬煮，提出胶液，凝结成胶冻，再干制而成。

相传17世纪，有一日本主人以海藻凉粉（海藻胶冻）招待客人，将吃剩下的部分倒于门外，数日后，因夜间冻结，白天融化脱水，海藻胶冻变成一些半透明絮状干物质，主人把它取回，加水再煮，又变回原来的胶冻，因而发现了琼胶。从此知道了利用天然冷冻制造琼胶的原始方法。

琼脂为白色或淡黄色的粉末或条状产品，琼脂溶于热水后，在常温下放置，即使浓度很低也能形成坚韧的凝胶——海藻凉粉。1.5%的琼脂溶液会在32～42℃凝固，其凝胶具有弹性，凝固后如果需要重新融化则要加热到85℃以上才行。这个凝固、融化、再凝固、再融化的过程可以通过温度的升高和降低反复进行。

琼脂的食用已有很久的历史，首先在东方开始食用，逐渐普及到世界各地，实践证明，琼脂应用到人们的食品中是很安全的。它加在糖衣和糖霜中可以作防粘剂，在面包和点心中可以作软化剂；在巧克力糖的制造中，琼脂可以使产品更可口，而且不会破碎；对于熏或腌肉制品，琼脂常用作保水剂以防止风味走失；琼脂也可以应用在乳制品中，改善干酪的稠度和切片性能。

琼脂在肠道中可以吸收水分，使肠道内容物膨胀，增加大便量，刺激肠壁，引起便意。所以便秘的人可以适当食用一些琼脂或者石花菜。琼脂是微生物培养基中不可或缺的材料，对微生物的研究和发展起了巨大的促进作用。

水果味果冻是江蓠熬煮的卡拉胶制成的，也是海藻凉粉的一种。

53 鱼罐头为什么可以不用防腐剂？

鱼罐头是以新鲜鱼为原料，经去头去鳃去内脏、清洗、油炸、装罐、加入调味料、抽真空、密封、杀菌、冷却等过程制成的即食产品。分有红烧、茄汁、五香、清蒸、烟熏、油浸等类别。马口铁罐头的保质期可以长达两年，玻璃瓶罐头保质期一年，塑料袋软包装的罐头保质期半年。鱼罐头能保存如此长的时间不免让消费者怀疑是添加了大量防腐剂的结果，实际上，鱼罐头是不需要添加任何防腐剂的。

罐头的历史要比防腐剂的历史更加悠久，没有防腐剂之前就有罐头了，鱼罐头之所以能够长期保存而不变质，是因为密闭的容器和严格的杀菌，121℃的高压高温30分钟以上，杀灭了所有细菌，破坏了酶类的活性。密封的包装能防止外界污染物和氧气的侵入，即便是常温下放置，食物也不会腐败，因此并不需要额外加入防腐剂。因此，罐头食品是非常安全、方便的食品。

54 虾蟹壳还有什么用？

虾壳可以做食品吗？答案是肯定的。整虾的烹饪方法是蒸、煮、炸、烧等，对于中小虾来说，虾壳较软，可随着虾肉一起吃下。但是十几厘米的大虾，壳较硬，一般剥掉后只吃虾肉。家里做菜时，可以把大虾剥下的壳加上淀粉糊油炸，做成香酥脆片。那在加工厂是否把大虾的壳剥下后都当成垃圾扔掉了？当然不是，虾壳还可以做保健食品、工业用品、农业用品、医用材料，已经形成了一个很大的甲壳素产业。

脱水的虾壳碾碎成粉末，可当作动物饲料、诱饵或者肥料。干虾壳中含有30%的钙和10%的蛋白质，最重要的是含有10%～20%的甲壳素。甲壳素是一种神奇的材料，它在虾壳中与蛋白质相结合。将虾壳进行脱蛋白质、脱钙、脱杂质等工艺后即可得到纯化的甲壳素，甲壳素再用碱液处理脱去乙酰基后得到一种新颖的生物材料——壳聚糖。壳聚糖是一种生物聚合物，已经广泛用于药品、杀虫剂、化肥和食品添加剂。

壳聚糖在食品上可用作保鲜膜，将其水溶液涂于果蔬表面，可在果蔬表面形成一种低氧高二氧化碳的密闭环境，抑制果蔬呼吸，抑制细菌，提高果蔬光泽度等感官品质。壳聚糖还可作为鱼虾保鲜剂、冰激凌增稠剂、果汁澄清剂等。

壳聚糖在医药领域可以用于调节人体免疫力、降低胆固醇、排除人体内重金属离子，也可制造人造皮肤、创可贴等，用壳聚糖制成的可吸收性手术缝线机械强度高，能被组织降解吸收，免除患者拆线的痛苦。

壳聚糖具有抗菌活性，可以添加到化妆品中作为防腐剂，还可以作为隐形眼镜的主要成分；在袜子中加入壳聚糖纤维，可以抑制脚臭；制成吸附剂可处理废水；包在作物种子上可以促进发芽等。利用生物技术把不起眼的虾壳增值了几百倍甚至上万倍。

思考题

1.请列举出三种在家庭生活中常见的海鲜保鲜方法。

2.不同类的海鲜蒸煮方法和时间有何不同？

3.家里烹调海鲜，如何鉴别做熟了？

4.宰杀鱼时为什么要进行放血？

5.影响干制品储存效果的因素有哪些？

6.冷冻的海鲜反复解冻和化冻，对海鲜的品质有什么影响？

7.什么是海鲜加工下脚料？你了解的哪种产品是用海鲜下脚料制成的？

8.鱼肝油和鱼油的主要功能和针对对象分别是什么？

9.金枪鱼极易发生腐败变质的主要原因是什么？

10.不同加工方式的海参在市场上的价格有什么区别吗？你会购买哪种海参？

参考文献

[1] 史策，崔建云，王航，沈慧星，罗永康. 反复冷冻-解冻对鲢品质的影响[J]. 中国水产科学，2012，19（01）：167-173.

[2] 台瑞瑞. 冷冻-反复冻融对大口黑鲈品质的影响[D]. 渤海大学，2019.

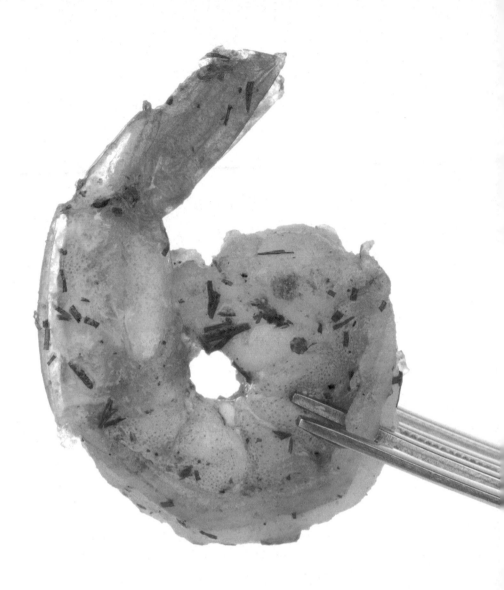

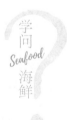

学问
Seafood
海鲜

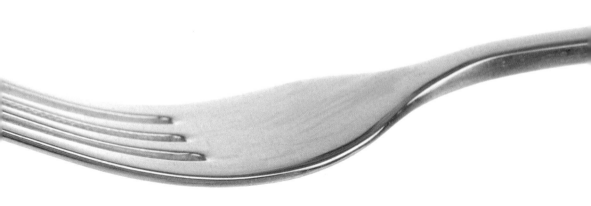

海鲜风味篇

食品风味是指舌头尝到的滋味和鼻子闻到的气味，综合起来叫做风味。

学术上的"风味"是指食物进入口腔时给人的综合感觉，这种感觉表现为好吃的程度。食品是否好吃，不仅与我们味觉和嗅觉感受有关，并且还与视觉、听觉、触觉等有着密切的关联。视觉是对食品颜色、形状、光亮度等的感应，我们一般会感觉红苹果比绿苹果更甜一点，红辣椒比绿辣椒要更辣一些，当然事实上并非如此，红苹果不一定比绿苹果甜，绿辣椒也可能比红辣椒更辣。这里面有着心理学影响的成分。

食品五大基本味觉是：酸、甜、苦、咸、鲜。

酸味：日常接触到的酸味是醋酸（醋）、乳酸（酸奶饮料）、柠檬酸（水果饮料等制品）等。海鲜中酸味成分不多，倒是海蜇、海螺要蘸着醋吃才是最佳搭配，酸菜也常与海鲜搭配。

甜味：蔗糖、果糖、麦芽糖等糖类所具有的滋味。干海带表面析出的白色粉末是甘露醇，有一点甜味。虾蟹有淡淡的甜味是因为甘氨酸含量高的贡献。

苦味：单纯的苦味是不可口的，没有享受感，如果能巧妙利用苦味，则可以调节出奇妙的风味效果。啤酒、咖啡、茶水都是因为有淡淡的苦味而令人难忘。啤酒苦味的成分是葎草酮，咖啡的苦味是由咖啡因和绿原酸内酯贡献的。海鲜中的鱼胆有明显的苦味，因此杀鱼理鱼时，一定要把鱼胆去掉。

咸味：氯化钠是最正宗的咸味。咸鱼、虾酱、蚝油最有代表性。

鲜味：是我国美食特有的一个描述，英文词典中没有这个单词，delicious不能完全体现"鲜"字。"鲜"在国际上运用了日文单词WUMAMI，在日文中是"好吃、美味"的意思，但也不完全等同于我们汉字的"鲜"字。

呈现鲜味的化合物有很多，有机酸最为普遍。谷氨酸存在于海带中，肌苷酸存在于鱼肉中，而琥珀酸则是贝类的特征化合物，甘氨酸对虾蟹的鲜美贡献最大。近期研究发现小分子肽也具有鲜美的味道，长时间熬煮的鱼汤很好喝，就是因为鱼蛋白在热水中逐渐分解成了小分子的肽。鱼、虾、贝、藻各自具有自己不同的鲜味物质，因此呈现出不同的鲜味特征，造就了"海鲜"这个诱人的名词。

我们的舌头对五味的敏感度是不同的，舌尖对甜味最敏感，舌两侧对酸味最敏感，舌头整个表面对咸和鲜都很敏感，舌根仅对苦味敏感。敏感就是尽管很低的浓度也能感受到味道。

刚刚五味中没有提到辣味，因为在风味化学中认为辣味与酸甜苦咸鲜的呈味机理不同，辣味是辣椒素刺激舌头或口腔而产生的一种灼痛感觉，严格意义上讲辣味是触觉的感受。辣味物质它不但能刺激舌头和口腔的味觉神经，同时也刺激鼻腔，对口腔以外的皮肤也有刺激作用，哪怕是涂抹在手臂上也能感受到火辣辣的痛。辣味按照强度排序依次是：辣椒、胡椒、花椒、姜、葱、蒜、芥末,这些都是烹调海鲜的调味料,而海鲜本身几乎没有辣味物质。只有一种海螺的内脏略有轻淡的辣味,这种螺我们称之为辣螺。

接下来介绍气味。

内陆人感觉海鲜有一股海腥味,海边人感觉淡水鱼有一股土腥味,这都是挥发性气味被人们的鼻腔所感受到的,越是不常接触越是对这种气味敏感或者说是反感。

海腥味的成分主要是三甲胺和二甲胺,它是由海鲜体内生物碱氧化三甲胺经酶分解产生的。新鲜的鱼、虾、贝不会有腥味,不新鲜的海鲜在酶作用下才会产生较多的三甲胺。

淡水鱼的土腥味已经在20世纪末发现是由于鱼塘土壤中的放线菌的臭味所导致的,要注意的是,这种土腥味即使多加佐料也很难除掉,要想除掉可以把活鱼放在没有泥土的清水中暂养数日,就能大大减轻鱼的土腥味。

前边我们提到,海鲜好吃不好吃,不仅与味觉和嗅觉有关系,并且还与视觉、听觉、触觉等有着密切的关联。这在风味化学中都归为海鲜的品质质量。

海鲜品质质量需要感官做出评价,也就是靠我们的眼睛、鼻子、嘴巴、舌头、耳朵、手等,分别去体验和鉴定食品的外观、形态、色泽、气味、滋味以及食物的硬度、黏度、颗粒尺寸、弹性、温度等。有经验的人凭借感官就可以判断水产品的新鲜程度和品质。

当海鲜轻微腐败变质时,会产生一些异味,人的嗅觉器官相当敏感,甚至仪器检不出的气味鼻子却可以轻松发现,根据异味大小可评价海鲜的新鲜程度。同样我们的味觉器官也能敏感地察觉到风味极轻微的变化。

我们的视觉可感知到色泽和光泽,可以在一定程度上判定海鲜的新鲜度。触觉可以评价海鲜的膨、松、软、硬、弹、黏、温度等物理指标。例如,根据鱼体肌肉软硬度,可以判断鱼是否已经过了僵硬期,僵硬期以前的鱼是最新鲜的。

55 鱼虾贝藻与家禽家畜风味有何不同?

日常生活中人们评价海鲜总会说味道"鲜美",那么什么才是鲜味呢?海鲜的鲜味又与鸡鸭鹅、猪牛羊的鲜味有什么不同呢?

首先,我们来看一下什么是鲜味。鲜味是可使菜肴鲜美可口的一种复杂、综合的味感,用文字很难给鲜味下一个明确的定义。实际上鲜味就是由许多化学成分互相作用所呈现出来的一种心理感觉,在食品中鲜味成分有很多,主要有谷氨酸钠、肌苷酸、甘氨酸、小分子肽、氧化三甲胺、琥珀酸、鸟苷酸等。

海鲜中鲜味成分错综复杂地混合在一起，它们相互碰撞，呈现出海鲜不同的鲜味。鱼肉中的主要鲜味成分是肌苷酸二钠（特鲜味精的成分），同时还有甘氨酸、精氨酸等鲜味成分相互作用形成鱼肉的鲜味；鱼露中的谷氨酸、天冬氨酸以及一些酸性基团肽等都具有类似味精的鲜味。虾蟹中的鲜味成分是肌苷酸，还有甘氨酸。贝类中的鲜味成分除了肌苷酸以外，琥珀酸起到重要的作用，并且其含量是海鲜中最多的，干贝含0.37%、蛤蜊含0.14%、海螺含0.07%、牡蛎含0.05%。除琥珀酸外，谷氨酸、甘氨酸和甜菜碱也对贝类贡献鲜味。海带中鲜味成分是谷氨酸，最早的味精就是从海带中提取生产的。海胆中的主要鲜味成分是谷氨酸、腺苷酸和鸟苷酸。相传山东的海派鲁菜在清宫御膳房占有重要的地位，原因是厨师在菜肴中暗暗投放海肠（学名单环刺螠）干粉作为调味剂，使得皇帝品尝后大加赞赏，这说明海肠里面具有味精一样的鲜味成分。

鸡鸭鹅、猪牛羊这些畜禽肉与鱼肉都含有大量横纹肌肉类，所以鲜味成分较为相似，肌肉呈鲜味的物质是肌苷酸、天冬氨酸、天冬酰胺、谷氨酸钠、谷氨酰胺、呈味小分子肽等成分。

我国汉语的"鲜"字是由鱼字和羊字组成的，古人认为把鱼和羊放在一起烹调是最鲜的模式。传统厨艺最讲究高汤的使用，高汤就是用老母鸡、猪骨、瑶柱等加调料长时间熬煮，让肌肉中蛋白质受热逐渐降解成小分子呈味肽、肌苷酸、氨基酸这些呈味成分。高汤的原料搭配也说明畜禽肉的鲜味与海鲜的是不一样的，两者可以相互协同、相互增强。

56 不同产地的海鲜为什么口味差别那么大？

海水盐度不同会影响鱼类的新陈代谢，进而影响鱼肉的品质。我国海水水域盐度大约在20～30度（氯化钠含量2%～3%），而地理位置不同海水盐度也不同。鱼类为了在高盐度的水中生活，就必须使鱼皮更厚实，鱼鳞更坚硬，细胞要耐受住盐的强大渗透压。要维持这个状况，就需要金属离子、生物碱等小分子化合物维持渗透压平衡。在江河入海口附近的水域时常有淡水注入，使盐度较低，造成这片水域饵料充足，生长在这里的鱼类对渗透压的调节就要小一些，因此鱼体就肥肥胖胖、肉质嫩滑、味道鲜美。实验证明淡水里长大的南美白对虾虾味平淡，但是把它再放到海水中养殖数周，则鲜味大增、虾味浓郁。

水温差别也会影响海鲜肉质。不同海区海水温度不同，对鱼类的生长会产生重要的影响。在低水温地区，海鲜生长缓慢，营养物质积累较慢，组织结构较为致密，但口感更好。例如，渤海海区的海参要比东海海区海参生长慢，个头小，但是体壁厚实，营养成分含量更高。冷水性的大马哈鱼、多宝鱼等要比热带或者温带的鲈鱼、鲷鱼肉质更鲜嫩。

饵料充足促进海鲜生长。在食物充足的区域海洋生物生长较快，口感较为细腻。但是在食物缺乏、天敌较多的区域，造成海洋动物运动量加大，营养不足，生长较慢，这就会使海鲜的肉质硬度加大，口感有嚼劲。野生大黄鱼和养殖大黄鱼就是最好的代表。

同样都是带鱼，但是舟山群岛周边出产的最鲜美。同一个物种全国沿海都生产的蛤蜊（学名杂色蛤），要数青岛胶州湾内的最肥美。这样的例子实在是太多了。这与海域的饵料、温度、水流、盐度等都有密切的关联度。

中国有六大著名的海鲜产地：

① 胶州湾和莱州湾，盛产对虾、梭鱼、海参、梭子蟹、蛤蜊、海螺等。

② 鲅鱼圈、东港、大连，盛产海参、鲍鱼、虾夷扇贝、鲅鱼、梭子蟹、海胆、黄蚬子等。

③ 舟山和温岭，盛产带鱼、大黄鱼、墨鱼、银鲳、青蟹、红虾等。

④ 漳州、厦门，盛产坛紫菜、鲍鱼、红花蟹、花鲈、大黄鱼等。

⑤ 潮汕、湛江，盛产白鲳、沙虾、斑节虾、香螺、血蚶等。

⑥ 连云港、南通，盛产文蛤、条斑紫菜。

57 我国以海鲜命名的地区有哪些?

海鲜生长在不同的地方，它的风味会有差异吗？答案是肯定的。就像陆地上的食物一样，例如烟台苹果、五常大米、东阿阿胶等都是冠以地名的知名品牌。一方水土养育出来的产品，其形成的独特风味可以成为当地一个显著的地理标志。

我国海域跨度大，不同的海洋生物也根据各自独特的生活习性找到了属于它们自己最佳的生长区域，环境好生长得就好，肉质就肥美鲜嫩。

（1）海虹之乡——舟山

海虹，学名贻贝，也叫海红、东海夫人，蒸熟干后的贻贝肉江浙一带俗称淡菜，素有"海中鸡蛋"之称。舟山群岛中的嵊泗列岛远离大陆处于外海区，这里水流畅通，饵料丰富，温度适宜，是国内海虹（贻贝）生长的绝佳地点。所产海虹的品种有厚壳贻贝、紫贻贝。尤以当地品种厚壳贻贝最为有名，它个大、鲜嫩、肉肥、出肉率高、无污染，是海虹中的佳品。嵊泗县贻贝是中国地理标志产品。

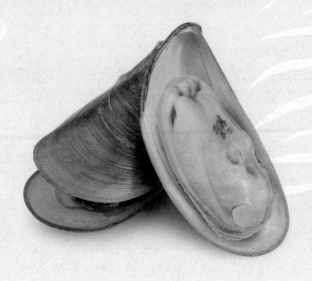

贻贝

（2）乌贼之乡——日照

乌贼学名金乌贼，俗名墨鱼、乌鱼、花枝、斗鱼、目鱼，喜欢栖息于远海的深水中。每年春季到浅水内湾产卵，将卵黏附于海藻及其他物体上。秋季孵化的乌贼会游回南方越冬。乌贼对于产卵的环境要求较高，例如水质要新鲜，溶氧量要高，饵料还要丰富，平均水温15～18℃，盐度在24‰～29‰之间，山东日照沿海恰恰具备这些条件。

金乌贼是日照四大特产之一，以胴体肥厚、肉味鲜美而闻名，以其缠卵腺而加工的"乌鱼蛋"是传统贡品，获得全国农产品地理标志。

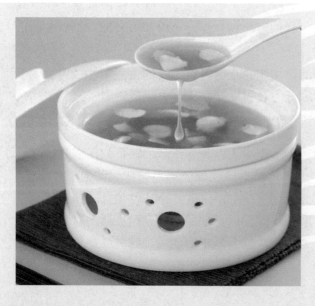

乌鱼蛋汤

（3）螃蟹之乡——渤海莱州湾

全国沿海均产的海蟹是梭子蟹，学名三疣梭子蟹。渤海莱州湾光照充足，年平均温度为12℃，拥有黄河带来的大量营养物质，使之成为肥沃的渔场，特别适宜梭子蟹的生长。

莱州湾梭子蟹蟹体肥壮，壳薄色正，肉色洁白，质感细嫩，肥满度高，味道鲜美，是国家地理标志性产品。

（4）对虾之乡——渤海

渤海盛产的对虾学名中国对虾，也称明虾、黄虾。雌虾18～23cm，雄虾13～17cm，养殖的中国对虾会略小一些，但也是所有对虾品种中个体最大的。每年长距离洄游越冬，自莱州湾经渤海海峡至黄海南部深水区。翌年3月返回渤海。山东半岛沿海多个地市获批国家地理标志和全国农产品地理标志。

中国对虾最明显的特征是虾枪长于虾头，并且虾脑黄极其肥满，虾青素含量也很高，做出的菜肴鲜红诱人。可烹调红焖大虾、琵琶大虾、大虾白菜。

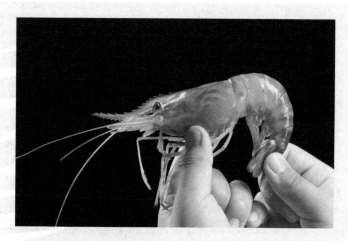

中国对虾

（5）蛤蜊之乡——胶州湾

胶州湾地处黄海中部，青岛境内。其北部海域，因有内河注入、泥沙底质等因素，使得该海域浮游植物种类丰富、营养盐含量适中，水温和pH值均适宜蛤蜊舒适生长。胶州湾蛤蜊学名菲律宾蛤仔，贝壳薄，长卵圆形，且贝壳表面的颜色和花纹变化大，其肉质鲜嫩，鲜中带甜，肥满度好，煮汁浓鲜，色如牛奶，口味独特而上乘。2010年4月2日，中华人民共和国农业部批准对"胶州湾蛤蜊"实施农产品地理标志登记保护。

辣炒蛤蜊是青岛名吃。

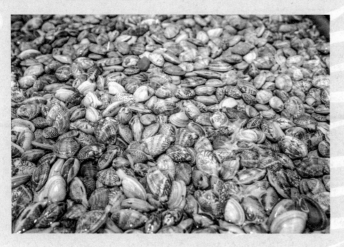

青岛蛤蜊

（6）大黄鱼之乡——宁德

大黄鱼为我国特有的海水鱼类，分布于黄海南部和东海。福建宁德是大黄鱼养殖最为集中的地区，生产量极大。在宁德生长的大黄鱼，鱼眼饱满且透亮，鱼鳃黝黑且鲜红，鱼体表面光泽饱满，熟后肉质Q弹，清淡少腥，只需要简单的调料，就能激发出鱼肉本身的鲜美。大黄鱼可红烧、清炖。宁德大黄鱼被评选为"中国地理标志保护产品"。宁德也被誉为大黄鱼之乡。

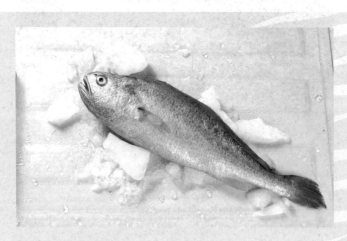

大黄鱼

（7）白蕉鲈鱼之乡——珠海

珠海获得"中国海鲈之都"称号。白蕉海鲈成为珠海"国家地理标志"保护产品。白蕉海鲈肉质肥厚、鱼刺较少，质地鲜嫩、透明，入口嫩滑清甜，清香无腥味。清蒸、油泼、红烧皆美味。

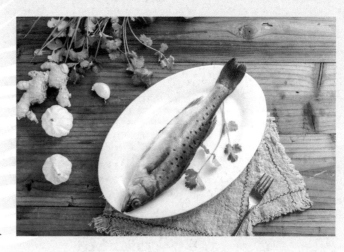

白蕉鲈鱼

58 跟着季节吃海鲜

　　我们对时令水果的甜美都有了解，都愿意选购应季的瓜果食用。你知道海鲜是否也有最佳时令呢？海鲜的味道还真的与季节有关。不同海鲜的生长周期不同，每个季节饵料充足情况也不尽相同，因此一年中海鲜肥美的时间也有所不同。既然海鲜的质量和口味与季节有很大的关系，那么跟着季节才能吃到新鲜、营养、美味、可口，又经济实惠的海鲜。

　　春天是吃鱼的好季节。由于春季是鱼类产卵期，它们在冬季为此积蓄了丰腴的营养，到了开春季节鱼味就变得更为鲜美。黄花鱼就被称为"报春黄鱼"，正值产卵前期的黄花鱼肉质鲜美，是食用品尝的好时机。带鱼在春天的产量很

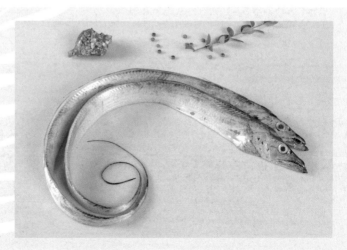

带鱼

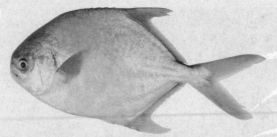

鲳鱼

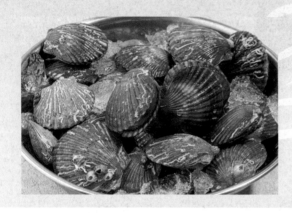

扇贝

高，在我国沿海可分为南北两类，均在春季出现鱼汛，是捕钓的绝佳机会；这时的带鱼不但口感良好，营养更是极佳。春天的餐桌上一定也少不了鲅鱼，它是黄海、渤海沿海地区老百姓吃得起的经济海鱼，在青岛当地有个习俗，每年的四月中下旬春鲅鱼上市的时候，女婿要给岳父送上几条肥美的鲅鱼以表孝心。银鲳春夏之交最应季，春夏之交鱼群产卵洄游时，是最佳捕捞时节。五月份的扇贝也是最肥美的时候。扇贝闭壳肌，肉色洁白细嫩，味道鲜美，营养丰富。

进入春季，尤其清明节之后，皮皮虾大量上市。

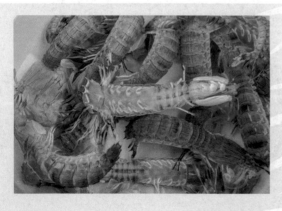

皮皮虾

夏季六七月海胆进入成熟期，这时将海胆壳掰开，就可以看到五个黄色小团，这是海胆的生殖腺也就是海胆黄。七八月鲍鱼肉最肥美，此时是最佳采捕季节。夏天也是吃蛏子的好时机，蛏肉肥满度高，滋味鲜美。

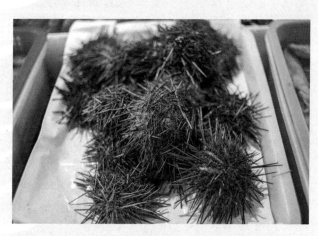

海胆

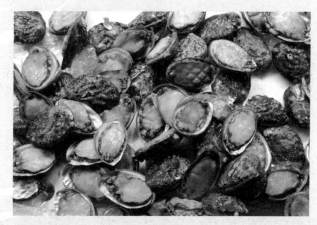

鲍鱼

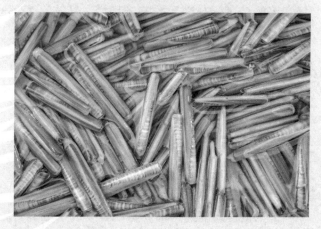

蛏子

入秋后便到了中国对虾口感最好的时候，每年春季和秋季中国对虾有两次较大的捕捞汛期。不过从产量和口感上来说，秋天的对虾口感更佳。每年农历中秋时节，梭子蟹体内开始积聚脂肪准备过冬，此时蟹黄含量最为丰富。冬天至次年清明是被誉为"海中牛奶"的牡蛎最为肥美的时节，清蒸牡蛎、蒜蓉生蚝，甚至生食活牡蛎等菜品在冬季深受欢迎。

59 海鲜为什么会有腥味？怎样去除呢？

海边人对于海鲜的海腥味已经习以为常，然而并不是所有内陆人都喜欢海鲜，原因就是有些海鲜会产生令人不悦的海腥味。

我们通常说食品的风味分为滋味和气味，滋味是指舌头能尝到的，气味是指鼻子能闻到的。海鲜滋味主要是鲜味，能被大多数人接受。但鼻子闻到的海腥味是指气味，其中含有胺类、醛类、醇类、酮类、硫醚等挥发性气味。

腥味物质来自哪里呢？

① 氧化三甲胺的分解　海鲜死后，在微生物或酶的作用下，其体内维持渗透压的甜菜碱分解成鲜味物质氧化三甲胺，继续分解就降解成三甲胺、二甲胺、氨等腥味挥发性物质。

② 脂肪酸的氧化分解　海鲜含有大量高度不饱和脂肪酸，死后极易发生氧化，生成许多挥发性的小分子醛、酮、酸等腥味、哈喇气味化合物。

③ 生长环境　水体环境中微生物会产生异味，且水体环境温度越高，越容易产生腥味化合物，这些化合物会积累在海鲜体表和体内。

如何烹调才能去除海腥味呢？

① 中和去腥　腥味物质大多是碱性化合物，在烹调时添加适量食醋加以中和，使其生成醋酸盐类，就可使腥味大为减弱。

② 挥发去腥　有些沸点低而不呈碱性的腥味物质，不宜采用中和法去腥，可利用酒精对腥味物质的溶解和挥发特点，烹调时添加料酒，可以将醛、酮、硫醚等溶解，加热后一并挥发除去腥味。

③ 掩蔽去腥　大葱、生姜、花椒、八角、辣椒等辛香料均能与腥味化合物发生反应，具有去腥增香的效果。

综上，海鲜烹调时，食醋、料酒、葱姜是必不可少的调料，可以大大减弱腥味的影响。

60 风味物质可以检测出来吗？

食品风味是由舌头的味觉和鼻子的嗅觉综合起来的感官感受，也就是滋味和香味。我们的感觉器官对海鲜风味产生的感受，可以直接反映海鲜的品质。但不同海鲜所含有风味物质的组成和含量不同，再加上构成食物香味的化合物比较复杂，因此呈现出的海鲜风味千差万别。我们每个人不同的生理器官、年龄、习惯、文化，对风味的感受和理解不同，即便是对同一海鲜样本每次评价的结果也不一定是一样的，从而导致对海鲜感官评价存在较大的主观差异，这时就需要一个客观的评价方法。目前普遍采用物理检测和化学检测后综合判断。对滋味或者气味化合物，例如氨基酸、脂肪酸、醇、醛、酮、胺等进行测定，然后进行比较分析。采用的仪器有气相色谱、液相色谱、质谱等。人工智能的发展，集成研发出电子舌、电子鼻的仿生仪器，对滋味和香味物质提取注入这些仿生仪器中，智能传感器就会模仿我们的味觉和嗅觉系统感知风味物质特征响应信号，最后通过信号采集系统及模式识别系统对样品进行识别和定性定量分析，实现对风味物质的种类及含量测定。这些结果排除了人们的主观性，结果的客观性较强。

61 鱼虾肉的硬度、弹性、脆感能定量测定吗？

鱼虾肉的硬度、弹性、脆感是在我们口腔中咀嚼时产生的感受，主要反映了肌肉的质地（也称质构）的属性，通过感官和仪器可以测出这些指标值。感官评价通常是用嫩度、纤维感、咀嚼性等来进行评价，代表的是人最直观的感受，但容易受主观因素的影响，不同评价人群波动较大。因此想准确定量测定评价，可以通过质构仪模拟口腔咀嚼食物获得系列物理量值。通常的做法是在质构仪的测试探头处连接有力量感应元件，在对鱼肉施加压力时获得反作用力，并通过计算机将力学信号转换为数字记录或图形表示，快速直观地反映鱼肉的组织特性，包括硬度、弹性、恢复性、黏附性、咀嚼性、内聚性、剪切力等质地属性。

以鱼丸为例，把煮熟的鱼丸放在质构仪的置物台上，让探头挤压鱼丸，直至压扁或者破裂，就可准确地测定其Q弹的大小、是否容易开裂、软嫩度等具体数值。操作简便，整个过程几分钟就可以完成。

62 活鱼和冰鲜鱼哪个味道更鲜美？

有经验的食客会把活鱼致死后放在冰里保鲜，一天后再取出食用，认为这是鱼肉最鲜美的时刻，你对此是怎么看的呢？

现代科学研究发现，鱼肉鲜美是与鲜味物质的含量有直接关联的。那我们只要检测一下这些化合物在哪个阶段含量最高就可以知道其中的奥秘了。

鱼在刚死时的前几个小时处于第一阶段——僵硬阶段，这时鱼的颚骨和鳃盖紧闭，其肌肉组织中的蛋白质还没有被降解为呈鲜味的氨基酸和肌苷酸，所以若选择在此时烹饪，口感坚硬，鲜味不足，营养也不能被人体充分吸收。原因是鱼死后几个小时内，其鱼肉中能量代谢仍在进行，会有少量的乳酸和磷酸生成，ATP（腺苷三磷酸，能量物质）也会开始急剧下降。因而造成肉呈弱酸性，酸性条件可以抑制腐败微生物的繁殖。但此时的鱼肉肉质较硬，风味也不是最佳的。刚刚宰杀的猪肉也有同样的反应过程，只是猪肉需要 $2 \sim 4$ 天的排酸过程，而鱼肉排酸过程只需要数小时到 1 天。

此外，活鱼在捕捞和宰杀过程中，由于剧烈挣扎会产生一些应急毒素，这些毒素或多或少地会影响鱼肉的营养、安全和风味。

ATP 的快速下降，会分解生成 ADP（腺苷二磷酸）、AMP（腺苷一磷酸）、IMP（肌苷酸），而 IMP 是具有强烈鲜味的呈味物质，特鲜味精中添加的就是IMP。当 IMP 达到最高峰值时，鱼肉呈现最鲜美的滋味。所以鱼在死后经过一小段时间再食用，的确要比活鱼更加鲜美。当然超过这个时间，则 IMP 就分解成肌苷、HXR（次黄嘌呤）、HX（次黄嘌呤核苷）这些不呈鲜味的物质了。

由此可见 ATP 的分解不仅决定鲜味值的进程，同时与新鲜度密切相关。找到降解规律，就可以找到最鲜美和最新鲜的时间节点。这个最佳节点就是冷藏温度（4℃）$1 \sim 2$ 天之内。

如果更准确找到这个节点，可以采用目前海洋食品界比较公认的鲜度判断指标 K 值，它是指肌苷与次黄嘌呤之和占由 ATP 到次黄嘌呤分解物的总量的百分数。

K 值可以准确地表示鱼死后初期的生物化学状态，K 值越低说明鲜度越好，甚至可以利用 K 值推到鱼类的死亡时间。活鱼和刚刚死掉数小时之内鱼的 K 值小于 5%，做生鱼片用的鱼 K 值应低于 20%。如果一条鱼的 K 值大于 20% 最好加热后再食用。

不同的鱼在保鲜过程中 K 值的变化大体上是一致的。物种差距大，K 值差距就大。红肉鱼和白肉鱼，海水鱼与淡水鱼，虾蟹类与贝类之间差异就较大，最好能对每一种海鲜的 K 值做出规律性标准曲线。

K 值已经开始普及了，很多重要的鱼种像生食金枪鱼大都采用 K 值作鲜度指标，在某些出口水产品的鲜度检测中，有的也要求用 K 值数据来表示。K 值作为鲜度指标及其检测方法已经被列入水产行业标准中。

判断鱼贝类的鲜度有许多指标，如 K 值、VBN（挥发性盐基氮）、细菌数、感官等。K 值适合于海鲜在冰温保鲜 $1 \sim 3$ 天内鲜度极好时使用，VBN 适于冰温保鲜数天或者冷冻数月的海鲜使用，微生物指标和感官指标适合整个保鲜过程。

63 为什么海水鱼不咸？淡水鱼不淡？

海水鱼有专门排盐的器官，这个"海水淡化器"长在鱼的鳃片中，由"泌氯细胞"组成。"泌氯细胞"好比一个海水淡化车间，能使吞进来的海水大量地、高效率排除氯化钠到体外。

海洋中硬骨鱼类除了依靠鳃片来淡化海水外，还会用"膜法"来淡化海水。即它们的内腔膜、表皮膜、口腔膜等组织的单个细胞膜都是一种半渗透膜。每当它们大量吞进海水时，口腔黏膜或内腔黏膜将海水隔置在腔内，通过吸气不断对腔内加压，利用压力差来促使水分子顺利地渗透过这层半渗透膜而进入鱼体内，而盐分则渗透不过去，仍禁锢在腔内，然后通过排泄系统，将盐排出体外。不过，这层半渗透膜并不能完全将海水禁锢在腔内，也有部分进入鱼体中，这时鱼体通过自身微弱的生物电布成电磁场——将氯化钠的氯离子和钠离子两种离子自动分离，并在电磁场的作用下，这些氯离子与钠离子又重新从膜内渗出膜外，留在鱼体内的是淡水。

无论海水的鱼虾贝藻，还是淡水的鱼虾贝藻，还是陆地上的鸡鸭猪羊，这些生物的生理体液氯化钠浓度都是8.5‰左右。

所以海水鱼吃起来并不感觉到是咸的。同样淡水鱼体内有8.5‰的盐，也不感觉特别淡。

64 紫菜和海带，加热后为什么会变色？

紫菜之所以是紫色的，是因为紫菜中含有一种叫做藻红素的特殊色素蛋白，这种色素是紫菜在海水中生存所必需的。与陆地上的光照环境不同，太阳中的长波光（如红、橙、黄光）行进到海水几米深的地方就被吸收掉了，只有波长较短的绿光和蓝光才能深入海水深处。像紫菜这样生活在深层海水中的植物就需要利用这些短波光线，它们为此专门定制了能高效吸收绿光和蓝光的藻红素。

藻红素可以溶解到水里。这种色素蛋白并不稳定，特别是遇热容易分解。所以，在煮汤或者烤制加热时失去藻红素的紫菜就褪去了它们特有的紫色，变成了原本被遮盖的绿色。这是因为紫菜中除了含有藻红素，还含有叶绿素、胡萝卜素和叶黄素等色素。叶绿素的含量最高，它取代了藻红素的位置，从而将受热后的叶片变成绿色。紫菜中的叶绿素与蔬菜中的叶绿素颜色是一样的。

网上有传言说，紫菜的红色是染料染上去的，把紫菜放到清水中浸泡出呈粉红色。如果真的泡出颜色，说明有可能用染料染过色了。因为紫菜本来就是长在水里的，如果用普通的清水就能泡出色素，那么色素早就被泡出来了。实际上正常紫菜在热水中浸泡才会泡出一丁点淡红色。

海带属于褐藻，海带在海水里成熟后呈黄褐色。它本身含有两种颜色的色素，一是绿色的叶绿素，二是黄色或褐色的类胡萝卜素。它们主要储存在叶绿体中，正常情况下与镁原子相结合，这时叶绿素就呈现绿色。但在酸性条件下，镁原子会被氢原子赶走，这时叶绿素就变成黄色的"脱镁叶绿素"。海带捞出水以后，海带细胞失去活性，叶绿素与蛋白质分开，细胞中的有机酸释放，导致镁离子逃出叶绿素分子，海带变成黄褐色。

那为什么海带一烫就变绿色，原因是叶绿素对热的稳定性高于类胡萝卜素，在漂烫的过程中，部分类胡萝卜素被破坏，因此绿色就显现出来；另一种是，高温改变了海带的酸碱环境，原先呈黄褐色的脱镁叶绿素重新捕捉到金属离子，显出绿色。通常40℃开始变为绿色，70℃以上都变成绿色。

因此，海带和同属褐藻的裙带菜遇开水变绿是正常现象。

65 煮熟的虾蟹为什么壳会变红？

虾和蟹活着的时候，它们的壳往往呈现青、蓝、灰等不同的色调，而当它们被蒸熟煮熟端上餐桌时却摇身一变，成了诱人的橘红色。颜色转变是怎么发生的呢？

在发现虾青素和甲壳蓝蛋白之后的很长一段时间里，科学家们都在为它们变化颜色的机制争论不休，直到2015年3月发表在《物理化学与化学物理学》期刊上的研究为我们揭开了虾青素的变色之谜，虾壳青蓝色是由虾青素与蛋白质组成的复合物——甲壳蓝蛋白贡献的。

来自英国、德国和瑞典的跨国研究团队通过X射线衍射、光谱等多方面分析证实，虾青素在与蛋白质结合之后化学结构发生了改变。虾青素分子中含有酮的结构，而酮分子还可以变成烯醇。烯醇还可以电离形成烯醇阴离子，但结构并不稳定，但是与蛋白质结合后形成甲壳蓝蛋白，虾青素就可以稳定地以烯醇阴离子的形态存在了，这是活虾青蓝色的本质。

虾青素是类胡萝卜素的一种，在一些藻类、鲑鱼、虾等生物体内都能发现它的身影，平时在游离状态下是呈橘红色的。虾蟹在烹煮以后，甲壳蛋白质受热，甲壳蓝蛋白色素复合物的结构遭到破坏，于是其中的虾青素就又变回了原始的游离状态，虾壳也就从青蓝色变回橘红色了。

66 为什么不同鱼的肉色不一样？可以测定吗？

金枪鱼、鲅鱼、鲐鱼等鱼肉中含有大量的肌红蛋白和细胞色素蛋白质，呈现不同程度的红色，我们称这类肌肉为红色肉或者暗色肉，并把含有红色肉多的这类鱼称为红肉鱼。鱼类的远距离洄游、持续的运动主要依靠红色肉提供充足的营养和能量。牛肉、马肉也属于红色肉。红色肉的肌纤维稍细长，含有较多的血红蛋白和肌红蛋白及各种酶蛋白，以及较多的脂质、糖原、维生素和酶等。

含有浅色肉和白色肉的鱼类称为白肉鱼。如鲷、鲈鱼、多宝鱼、鳕鱼，这些鱼白色肉居多，这些鱼类适合在短时间内剧烈运动，具有爆发力，例如猎食、跳跃和避敌等行为。

大马哈鱼肉也会显示橙红色是因为摄食小虾后，获得丰富的虾青素，这些虾青素富集储存在肌肉里，所以鱼肉显橙红色。

鱼类的身体外表颜色是由自己表皮细胞决定的，包括皮肤或者鱼鳞的色素细胞和真皮深处组织周围的光彩细胞，这两种细胞的排列方式，以及它们收缩或者扩张，都会导致鱼的身体呈现不同的颜色。鱼类具有不同的体表颜色是为了生存所用，可以躲避天敌、可以诱捕活物、可以区分同伴等。像多宝鱼的体色与所处底质颜色非常接近，可以起到保护作用，如果换了池底颜色，其体色也会随之改变。

外界温度的变化会导致鱼死后鱼肉多不饱和脂肪酸氧化，使原本红艳艳的鱼肉发生褐变。金枪鱼最为显著，它的鱼肉中含有大量的肌红蛋白和血红蛋白，使新鲜的金枪鱼肉呈现鲜红色，然而鱼肉接触空气后，肌红蛋白中二价铁离子被空气氧化成三价铁离子，金枪鱼肉就呈现出黯淡的棕红色，肉质看起来就不新鲜了。

鱼体的颜色不是永恒的，在生活过程中会随着环境、摄饵、鱼龄、健康等情况发生变化。

鱼皮鱼肉的颜色和光泽是消费者对海鲜质量最直观的视觉感受，是消费者评估的首要参数，可以侧面反映鱼肉品质、新鲜程度、营养状态等特性。常用的评价方法是肉眼进行感官评价和借助色差仪进行测定。近年来随着人们对于食品品质重视程度的提高，以及基于颜色的食品检测技术的发展，色差仪因其实时、无损、快速等优点，逐渐成为鱼肉颜色检测最常用的仪器。色差仪是利用具有特定光谱灵敏度的光电积分元件，通过色空间 L^*、a^*、b^* 每 3 个 1 组的数值来表示各种颜色。其中 L^* 代表亮暗度，a^* 代表红绿度，b^* 代表黄蓝度。用色差仪可以测定任何一种颜色的 L^*、a^*、b^* 值，根据所测的 L^*、a^*、b^* 值可以判断不同颜色的差别。在市场上体色金黄的大黄鱼往往更受消费者的青睐。色差仪b*值大于25的大黄鱼可评定为优级品。

色差仪使用非常方便，打开电源开关，将探头贴靠在鱼皮或者鱼肉上，数秒内就可读出数据。

67 为什么晚上捕捞大黄鱼？

大家吃大黄鱼时很少考虑大黄鱼是什么时间捕捞的，大多认为与其他鱼类一样是在白天作业捕捞的。实际上只有晚上捕捞的大黄鱼体表才会是金黄色的，白天捕捞的就与普通的鱼一样呈现银白色，而银白色的大黄鱼卖不上高价格。

大黄鱼每个鳞片下都有一个金色皮腺体，可以分泌金黄色素，白天大黄鱼体表呈银白色是由于黄色素细胞色素颗粒聚集，而夜晚黄色素细胞色素颗粒扩散，使得大黄鱼皮肤呈现漂亮的金黄色，这个变色过程是可逆的。因此晚上九点后的黑暗环境是捕捞大黄鱼的最佳时机，环境越黑暗鱼体越黄，捕捞时严禁有强光照射。

然而这种金黄色素很容易被紫外线或强光照射而分解褪色，所以白天或者有强光照的时候，大黄鱼都是显白色的。因此，大黄鱼夜间捕可以获得肚皮、鱼鳍和尾巴金粉黄色，即使鱼死后黄颜色是不会轻易褪掉的，但应尽量避光低温保存，才能使得黄色色泽更加长久。

68 北极甜虾为什么都是熟冻品？

北极虾在我国的海鲜市场和餐馆出现的频次越来越高，但我们发现几乎都是熟的冷冻品，只需解冻不需加热就可以剥壳食用。

为什么北极虾没有生鲜品呢？经常食用海鲜的都知道，虾蟹类海鲜冷冻品解冻后会失去海鲜独有的口感，假设冷冻工艺不规范，或者解冻速度太快很容易出现品质下降的现象，虾类特别容易出现黑斑、虾头脱落等现象。

北极虾，学名北方长额虾，因产自北冰洋和北大西洋海域而得名。北极虾是100%的纯野生冷水虾，与其他虾相比，口感更加鲜甜，也被称为北极甜虾。北极虾生活在温度极低的海水中，因此体内酶活必须非常活跃才能维持生理机能，但是一旦死亡，体内的多酚类化合物立即就会发生酶促褐变反应，造成虾壳生成黑点，并逐渐连接成片形成黑斑，尽管鲜度很好但是从外观看似乎不新鲜了，严重影响消费者的购买欲望。

北极虾捕捞上来，为了防止黑变，需要立即加热钝化酶，如果不煮熟加工，直接冷冻的话很容易出现粘连、掉头、黑斑等现象。而且其独有的鲜甜口感也得不到保证，因此需要在船上进行预煮、分级、冷冻、包装，整个加工过程不到半小时。北极虾体长平均在10cm，眼睛黑亮，虾壳和虾肉粘连在一起不分离，有虾卵子的是优级品。北极虾头部里可能有黑块，这是吃浮游生物堆积造成的，不必担忧可以放心吃掉。

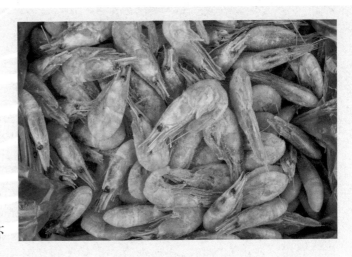

北极甜虾

69 海鲜与蔬菜如何搭配更美妙？

众所周知，海鲜营养丰富，富含蛋白质和矿物质，而蔬菜也含有丰富的维生素和纤维素，当蔬菜与海鲜搭配时，有利于蛋白质等营养素的消化吸收，相得益彰促进色香味的感官接受度。此外吃高嘌呤的海鲜时搭配生菜、芹菜等蔬菜，可以降低尿酸浓度，降低痛风的风险。那么有哪些海鲜与哪类蔬菜搭配后，既美味又有特殊功效呢？接下来为大家介绍几种巧妙的搭配。

（1）大虾烧白菜

大虾烧白菜是胶东沿海地区的一道特色名菜，主要原料是大对虾、白菜、葱、姜等，使用最家常的原料做出最鲜美的味道。这道菜荤素搭配，口味绝佳，尤其白菜吸足了虾的汤汁，鲜香美味。做这道菜对虾一定要采用中国对虾，白菜采用胶州大白菜，这两个原料都是地理标志产品，在当地享有盛誉。白菜叶手撕成块，洗净，姜切丝葱切段；热锅后放油，加入白菜翻炒至白菜变软，盛出备用；另起锅烧油，加入少许姜丝炝锅后放入大虾翻炒，炒出虾油，放入白菜，加入葱姜，大火翻炒数分钟，加盐调味即可出锅。

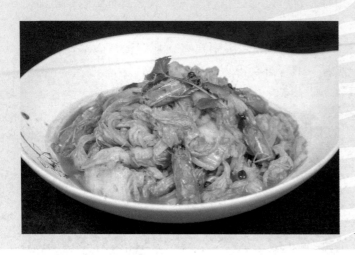

大虾烧白菜

（2）鲅鱼烧蒜薹

鲅鱼烧蒜薹是胶东沿海的一道特色美食，软烂的蒜薹吸收了鲅鱼的鲜味，产生美妙的口感和滋味。做法如下：鲅鱼、蒜薹洗净，切段，准备葱段、姜片、蒜瓣、花椒和八角，起锅热油，鲅鱼入锅双面煎制，加入葱姜蒜爆锅料，炸出香味，随后加入花椒、八角、生抽、料酒煮开，转小火炖30分钟，加入蒜薹、糖继续炖10分钟至蒜薹软烂，加少许盐调味收汁。

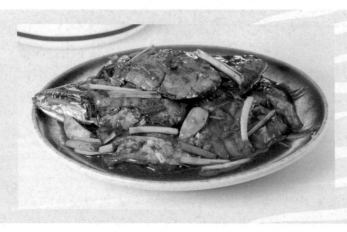

鲅鱼烧蒜薹

（3）螺片大头菜

螺片大头菜是胶东沿海地区海鲜名菜。青岛胶州湾盛产海螺，肉质味道上乘，含有丰富的营养。做法简单，海螺肉切片，过油或过水制熟备用，锅内下油，倒入葱、姜、蒜片、红辣椒炒香，倒入大头菜煸炒至八成熟，下螺片及调料翻炒后即可出锅。

此外还有雪菜烧黄鱼、笔管炖豆腐（小鱿鱼）、海蛎炒鸡蛋、粉丝蒸扇贝、韭菜炒海肠。

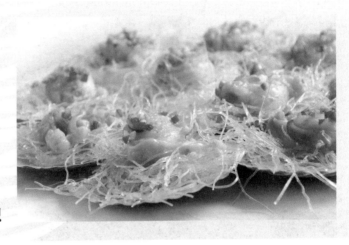

粉丝蒸扇贝

70 海鲜与主食如何搭配最佳?

海鲜是大家都爱吃的菜品，海鲜与主食的巧妙搭配会相互提升美味！

鲅鱼饺子是胶东半岛的一道特色美食。用薄薄的面皮包裹上鲜美的鲅鱼、清香的韭菜、少许的猪肉，再搭配葱姜，一口咬下去，丰富的滋味在味蕾上爆发，层次多样又分明。不愧为省级地方非物质文化遗产。

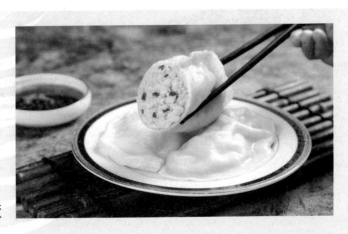

鲅鱼水饺

虾仁馄饨几乎遍布全国各地。猪肉绞碎，加入虾仁、鸡蛋拌匀，再加料酒、盐。将馅料用小馄饨皮包裹煮熟。虾仁的鲜美与猪腿肉的浓郁滋味混合，清爽又不油腻，口感丰富。

大虾卤面是沿海地区传统特色面食。主要材料有大虾、青菜、鸡蛋等，其口感鲜美。以中国对虾制作的最为鲜红、味美。红色汤、青色菜、黄色蛋，再加上筋道的面条，对视觉和味蕾是一次极致的冲击。

蛤蜊肉味鲜美、营养丰富。用蛤蜊与芸豆下一碗汤面，面条会吸足蛤蜊汤入味，吃下去满口都是蛤蜊的鲜甜。

疙瘩汤是胶东半岛普通的家常面汤。用蛤蜊（杂色蛤、文蛤等）做出的疙瘩汤浓浓白白，鲜美又嫩滑，回味无穷。蛤蜊本身就鲜美，再配上鸡蛋花，衬托得面疙瘩自然香甜。

鳗鱼饭，又称鳗鱼盖饭，是将鳗鱼蘸上又甜又鲜的调味酱，然后铺盖在白米饭上。呈焦糖色的烧鳗鱼，外脆内软，入口即化，淡淡鱼油香，配上清香可口的白米饭，唇齿留香，回味无穷。

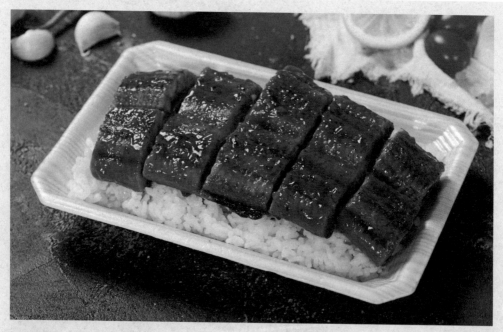

鳗鱼饭

咸鱼饼子是北方沿海的特色传统名小吃，属于海派鲁菜。新鲜的海鱼用盐腌过，晒干，然后放在铁锅里，搁少许油，煎得外焦里嫩，和玉米面饼子一起吃特别对味。

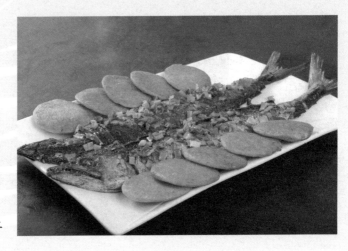

咸鱼饼子

水晶虾饺是广州特色小吃，经典粤式点心。以澄面（小麦淀粉）作皮，鲜虾、鲜笋、肥膘肉为馅，饺身起褶，饺边如花，其中的虾仁透过饺皮就可以看得见，就像一件艺术品晶莹剔透，不仅味道鲜美，而且营养价值颇高。

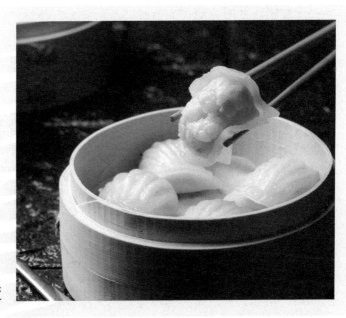

水晶虾饺

锅边糊是福建独特的地方特色美食，也叫鼎边糊。在铁锅里放上自己喜爱的鱿鱼、蛎仔、虾仁等海鲜，加配料佐料熬成清汤，待锅壁四周烧热后抹上油，将预先备好的浓米浆混合着红薯粉均匀泼在烧热的锅壁上，形成像锅巴一样的薄片，待凝固后铲入汤中，稍煮片刻即成，食之软嫩清香。

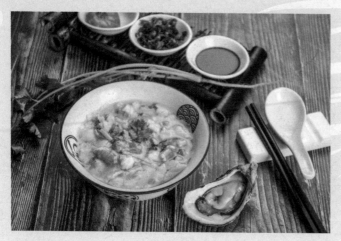

锅边糊

71 蒸熟的鱼贝虾蟹如何判定其加热前的存活状态?

在餐馆点菜时要的是活海鲜,总有人担心店家会用鲜品代替了刚刚点的活品,今天教给你几招来判断做熟的海鲜烹制前是死是活。

对于鱼类而言,可以通过观察眼睛、鱼鳍,闻气味和品尝来辨别。如果蒸熟后的鱼,眼球凸出在眼窝外,胸鳍展开与鱼体呈现一个近90度的直角、不是顺贴靠在鱼体上,鱼皮鱼肉无规则地裂开,鱼肉吃在嘴里有弹性、轻抬牙齿有粘牙的感觉,鱼肉有强烈的鲜香味等,只要符合以上这几条就说明是用活鱼烹制的。如果鱼眼球不凸出塌陷在眼窝,鱼的胸鳍是贴靠在鱼体上的,即使离开鱼体所呈现的角度也很小,吃鱼时鱼肉没有粘牙的感觉,就说明不一定是用活鱼做的。

对虾类来说,煮熟后虾的尾扇是分叉的,虾身弯曲度很大,虾头与虾身连接牢固,肉质饱满有弹性,口感鲜香微甘的是用活虾做的;煮熟后虾尾扇紧闭合拢在一起,虾身略带弯曲、松软不能直挺,虾头与虾身结合不牢,肉质不够紧密,说明是用鲜虾或刚刚死去的虾做的。

对于海蟹来说,如果你发现蒸熟的海蟹腿与蟹体分离了,说明是用活螃蟹做的。因为活螃蟹在蒸锅受热后,腿乱动,与蟹体连接处不牢固就掉下来了。而鲜螃蟹腿不会动,蒸熟后就没有这种掉腿的现象。

对于双壳贝类,煮熟以后贝壳能自动打开,说明它煮前就是活的。如果煮了很长时间贝壳一直还是闭合的,那就说明这个双壳贝类加热之前就已经死了,因为在加热的过程中,活的贝类都会因为闭壳肌受热松弛而使得贝壳张开，而死的贝类即使加热闭壳肌也没有反应。已经死了的双壳贝类是不能用来烹制食用的，因为贝类一旦死亡，其内脏中的微生物就会快速繁殖起来，产生毒素，即使加热也不一定能破坏微生物的毒素。煮熟后仍然闭壳的个别贝类应挑出扔掉，不能食用。

72 鱼露和鱼酱油是一样的吗?

鱼露，又称鱼酱油，两者是同一种调味料。以小鱼为原料，添加20%以上的食盐，利用鱼体所含的蛋白酶和当地环境中多种微生物共同作用下，对原料鱼中的蛋白质、脂肪、糖进行发酵分解，酿制而成。既含有丰富的营养物质，又具有独特的海鲜风味，既咸又鲜。

鱼露的生产分布在我国东部沿海广东、福建，东南亚的越南、泰国产量较大。

鱼露作为一种传统调味品，能够延续至今，与其独特的风味密不可分。鱼露入口留香持久，香气四溢，具有鱼虾等水产原料特有的香味和鲜美滋味。鱼露的滋味主体包括鲜味和咸味。一般认为，鱼露的鲜味成分有游离鲜味肽、氨基酸、肌苷酸钠、鸟苷酸钠、谷氨酸钠以及琥珀酸钠，咸味以氯化钠为主。此外，鱼露中的香味主要来自醇、醛、酮、酯和含硫化合物等挥发性成分，还含有一定量的胺类化合物，这就构成了鱼露的风味体系。

鱼露的加工工艺有传统天然发酵和人工快速发酵。天然发酵的鱼露风味独特，非常鲜美，但其生产周期较长，一般为数月甚至一年以上。为了获得更好的风味，有的甚至长达2～3年。针对天然发酵生产周期长、生产成本高的缺点，可以采用鱼露的快速发酵工艺。此外还有低盐保温发酵、外加酶或内脏发酵、加曲发酵以及三种方法的复合发酵等。

鱼露可以用作海鲜、畜肉、蔬菜等菜肴的调味料。使用方

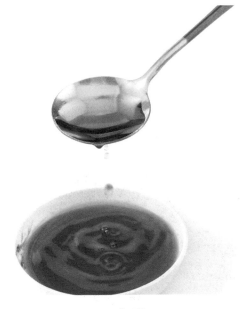

鱼露

法与大豆酱油几乎相同，适用煎、炒、蒸、炖等多种手法，尤宜调拌，或作蘸料，也可兑制酸菜鱼火锅和作为煮面的汤底，具有提鲜、调味的作用。优质鱼露，色泽呈琥珀色、橙黄色，澄清不浑浊，咸香，无异味。一级品的氨基酸态氮大于0.9g/100mL。

73 蚝油是用牡蛎肉熬出的油吗?

蚝油是粤菜常用的传统调料，也是调味汁类最大宗产品之一。蚝油做菜非常鲜美，尤其是蚝油生菜成为经典粤菜。那蚝油是油性的还是水性的？为什么蚝油具有独特的鲜味？与酱油相比又有哪些不同？

蚝油是牡蛎肉经煮熟取汁浓缩，加辅料精制而成的。所以蚝油不是油性的，而是水溶性的。其商品配料表是水、蚝汁、白砂糖、食用盐、谷氨酸钠、羟丙基二淀粉磷酸酯、焦糖色、小麦粉、黄胶原等。这里边最重要的是蚝汁，配料表中其他成分具有调味、增稠、防腐的作用。

蚝油与酱油是两种完全不同的调料，制作原料、工艺和在烹调中的作用与用法都不同。蚝油蚝香浓郁，黏稠适度，是蚝油鲜菇、蚝油青菜、蚝油粉面等粤菜的主要配料。

说起来蚝油的发明还有一个偶然的巧合。在广东省珠海南水乡，有个做牡蛎干（蚝豉）的叫李锦裳，一天他对生蚝加热熬煮，因忘记照看而过度烧煮，他揭开锅盖一看，发现锅底已经沉淀了厚厚一层棕褐色的稠汁，但香郁扑鼻，引人食欲，他取食了一点放在嘴里，感觉鲜味无敌。这就是现代"蚝油"的起源。

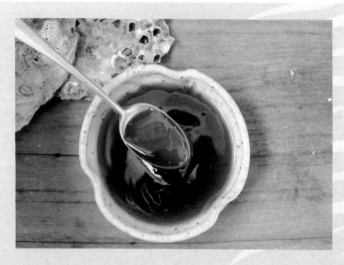

蚝油

表面上看蚝油是偶然发明的，实际上每种海鲜煮汁都有着其鲜明的风味，例如煮虾的汤汁有甜鲜味，煮蛤蜊的汤汁有咸鲜味等。但是只有李锦裳抓住了这个幸运的机会。

现代仪器分析发现，牡蛎煮汁中含有游离氨基酸、琥珀酸、牛磺酸等贝类特征风味物质，此外还有糖类、有机酸、碘、钙和维生素等多种营养成分。它与味精的谷氨酸钠、酱油的风味肽和氨基酸等鲜味物质有着明显的不同。

74 沙茶酱是用海鲜做的吗？沙嗲酱又是什么？

来到闽南，会看到餐馆招牌上有沙茶面，是沙茶酱作为卤汁的一种风味面条。福建沙茶酱是用油炸花生米碎末及油炸比目鱼干末和虾米末，混以蒜泥、香菜末、辣椒粉、芥末粉、五香粉、沙姜粉、芫荽粉、香木草粉，用植物油煸炒起香，佐以白糖、精盐用文火慢炒至锅内不泛泡，冷却后装入坛内，可久藏1年至2年而不变质。福建沙茶酱香味自然浓郁，用以烹制爆炒熘蒸等海鲜菜品，口味鲜醇。潮州沙茶酱比福建沙茶酱多加了花生酱、芝麻酱，香味更为浓郁。

沙茶酱可蘸食佐餐，也可调制复合调味料，用以烹制沙茶牛柳、沙茶鸭脯等佳肴。适宜于烧、焖、煨、涮、灼等烹调方法。

沙茶酱可以说是由印尼沙茶酱又称沙嗲酱（Sateysauce）演化来的，沙嗲酱是盛行于印度尼西亚、马来西亚和新加坡等东南亚地区的一种沙茶酱。它色泽为橘黄色，质地细腻，如膏脂，辛辣香咸，有开胃消食功效，传入潮州改良后，只取其富含辛辣的特点，改用国内香料和主料制作，并音译印尼文"SATE"，称之为沙茶（潮州话读"茶"为"嗲"音）酱。

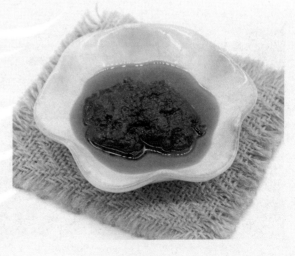

沙茶酱

沙嗲酱同沙茶酱有明显的差别，以潮州菜中"沙嗲牛柳"与"沙茶牛柳"为例，分别使用沙嗲酱和沙茶酱兑汁，同时它们各自配伍所用的其他调料也迥然不同。

沙茶酱的制作工艺大同小异，存在细微差别，但都是以海鲜为主要原料加工而成。小鱼小虾经干制后产生甜鲜风味，再经油炸更是鲜香兼具，是名副其实的海鲜酱。

75 虾酱蟹酱为什么特别咸？

虾酱蟹酱是一种加入大量食盐发酵的酱类，可以蘸食也可以作为调味料。古时候没有冷库保鲜虾蟹，只能靠盐来防腐。虾酱是以蠓子虾、毛虾仔等小型虾，或者中型虾为原料，将其打成酱状装入大桶中，然后放入20%～30%的海盐，拌匀后，再在上边洒上厚厚一层海盐，盖上盖子，放在太阳底下暴晒发酵而成。

在发酵期间虾肉中的蛋白质和脂肪在嗜盐菌和酶的作用下分解成各种氨基酸和脂肪酸，这些物质相互作用产生新的化合物。所以虾酱含有丰富的鲜味氨基酸、小分子肽、钙、硒、维生素、活性物质等，是可以长期储存、使用方便的调味酱料。

虾酱虽然味道鲜美，但其含盐量一般在30%左右，因此，高血压、冠心病等消费者需要限制虾酱的摄入量。那么降低用盐量是否可以呢？回答是不行的。因为降低食盐用量，一些腐败菌和致病菌就会繁殖生长，产生生物胺、亚硝胺等有害化合物。

虾酱大葱蒸鸡蛋是黄海海边渔家知名小吃。

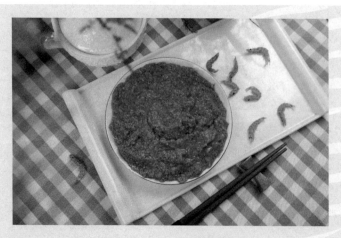

虾酱

海蟹也可以做成蟹酱，北海的沙蟹汁就是用沙蟹做成的酱，是一种传统的水产调味料，已有数百年的历史。

在广西北海海边沙蟹资源十分丰富，它在退潮时会出洞到海滩上活动，很容易被捕获。沙蟹蟹壳长度在几厘米，个体偏小含肉少，食之费劲，只好捣碎做成蟹酱或沙蟹汁，这是在广西南部沿海一带的一种特殊吃法。活的沙蟹清洗后捣烂，然后放入适量食盐（通常是10%以上）和大蒜等调料自然发酵而成的一种特色海鲜调味品。由于加盐量少于20%，因此保质期只有三至四周。沙蟹汁味道鲜美、口感醇厚，既有蟹肉的鲜味，又含有丰富的营养物质，因而受到人们的青睐。

思考题

1. 水产品的质量感官检验的基本方法是什么？每个要素对于评价海鲜的新鲜程度有什么意义？

2. 海鲜中的鲜味成分主要有哪些？

3. 鱼刚死后的一段时间，肌肉为什么会变得僵硬？

4. 新鲜的贝类在煮熟以后贝壳为什么是张开的？

5. 鱼露的鲜味成分主要来源于什么？

6. 你最喜欢的海鲜是什么？你喜欢的海鲜在哪个季节味道最鲜美？

7. 为什么大家都说“辽参”最好？北方的海参和南方的海参在营养和风味上有什么区别吗？

8. 为什么反复冷冻的海鲜风味会变差？

参考文献

[1] 邓静，杨荭，朱佳倩，丁炳文，余松，李沛隆，饶承冬，叶浪，李树红，李美良. 水产原料腥味物质的形成及脱腥技术研究进展[J]. 食品安全质量检测学报，2019，10（08）：2097-2102.

[2] 李前. 李锦记：百年传承，用心酿造好味道[J]. 进出口经理人，2015（03）：34-36.

[3] 茅伯铭. 沙茶酱[J]. 烹调知识，2001（12）：10-11.

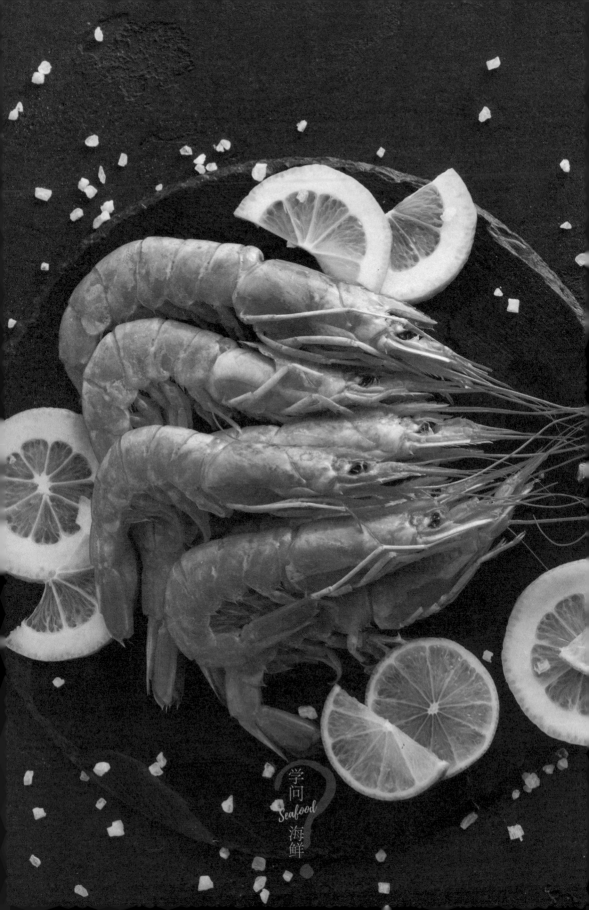

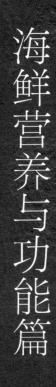

海鲜营养与功能篇

有句广告词叫做"吃鱼的孩子更聪明，吃鱼的老人更长寿，吃鱼的女士更漂亮，吃鱼的男士更健康，吃鱼的民族更兴旺"。研究证明，吃鱼的确可以健脑，可以延寿。这里面起着重要作用的就是鱼的营养。

那什么是营养呢？"营养"指人体消化、吸收、利用食物或营养成分的一个过程。营养成分是指食物中能营养身体的物质。分为糖类、脂类、蛋白质、维生素、水和无机盐，这是人体所必需的六大营养素，也有人把膳食纤维归到第七类营养素。

海鲜含有上述七大类营养成分，此外还含有具有特殊功能的成分，如鱼贝类中富含的胶原蛋白、牛磺酸、硫酸软骨素，海参中的海参皂苷，海藻中的褐藻多糖硫酸酯，虾蟹中的甲壳素、虾青素等。这些特殊的营养素能提高人体免疫力，调节人体机能。

那么海鲜营养成分有哪些特点？

第一，容易吸收的蛋白质。鱼肉中蛋白质的含量占肌肉总重的15%～20%，相比畜禽肉肌纤维短，水分含量较高，肉质细嫩，消化率高达87%～98%，所含必需氨基酸的量和比值最适合人体需要，因此是人类摄入优质蛋白质的最佳来源，可以与鸡蛋、牛奶相媲美，重病卧床的患者所使用的鼻饲食品就是用鱼肉制作的，这一点充分说明鱼肉是所有动物蛋白中最优秀的。近几年鱼皮胶原蛋白受到追捧，吃到肚里、抹在脸上都有明显的健康和美容效果，这再次证明海鲜蛋白的优势。

第二，小分子氨基酸和肽。它们来源于蛋白质，越来越多研究发现，海鲜中的生物活性肽具有抑制肿瘤、抗菌、辅助降血压、抗氧化、提高免疫力等生理功能。从海参、牡蛎中提取的天然活性肽，具有抑制胃肿瘤细胞增殖的效果。牛磺酸是一种陆地上罕见的特殊氨基酸，但在贝类中含量十分丰富，它是人脑内含量最高的一种游离氨基酸，具有抑制血小板凝结、降血脂、促进大脑发育的生理功能。

第三，不可忽视的脂质。海鲜脂质含量相对较低，大部分鱼虾贝只含有1%～5%的脂质，这些脂肪多半是多不饱和脂肪酸，例如二十碳五烯酸（EPA）和二十二碳六烯酸（DHA）都是长链含有多个双键的脂肪酸，并且是n-3型脂肪酸，它们在人体内不能合成，只能从食物中摄取，陆地动植物中含量甚少，淡水鱼油中也少，而海水鱼油中这类多不饱和脂肪酸含量可以达到10%～20%，甚至更高。不饱和脂肪酸是我们人体必需的脂肪酸，二十碳五烯酸可以很好地降低人体血浆中甘油三酯和血浆胆固醇水平，改善机体的脂质代谢，对于老年人来说是一种天然的降血脂食品。二十二碳六烯酸（DHA）对人脑发育有益，又名"脑黄金"，是大脑和视网膜的重要组成部分，可以有效改善记忆力，提高学习能力，对于学生补充营养来说是一个不错的选择。

第四，品种繁多的活性多糖。贝类和鱼肝中的糖原含量较高。牡蛎干中含有10%的糖原，鱼类中的肝糖原含量也可达10%以上，一些运动量大的洄游性游泳健将金枪鱼肌肉中糖原含量为1%。从海带、江蓠、麒麟菜、紫菜等海藻中提取的多糖是多种多样的，大多具有膳食纤维的作用，能促进肠道蠕动，它是水溶性的，对胃的刺激性小。

海洋生物所处特殊生活环境与陆生生物不同，体内多糖的合成过程也不相同，因此许多海洋生物中多糖类活性物质结构特殊、作用新颖。从各种海洋动物中分离的多糖，现已发现有几十个种类，具有很多功能，比如抗肿瘤、抗病毒、降血脂、抗氧化、调节免疫力等。从海参中提取的海参多糖，具有抗凝血、增强免疫力、抗肿瘤等生理功能。利用海带制备的海洋多糖药物具有降血脂独特的疗效。

第五，丰富的维生素。在鱼的肝脏中含有丰富的维生素A和维生素D，从鲨鱼、鳕鱼等的肝脏中提取的鱼肝油都是天然的结构，常用于预防和治疗维生素A及维生素D的缺乏症，如佝偻病、夜盲症及小儿手足抽搐症。

第六，全面的矿物质元素。海鲜中矿物质含量相当丰富，是所有食物（包括陆地和淡水生物）中微量元素最全面的。吃海鲜可以轻松地补充人体容易缺乏的各种微量元素，像铁、锌、硒、碘等。硒作为谷胱甘肽过氧化物酶的活性中心元素参与物质能量的代谢，是人体生长发育不可缺少的。锰在增强人体免疫力、抗衰老方面也有着重要作用，海鲜中锰含量高于其它动物性食品数倍甚至数十倍。一周吃上一两次海鲜足以补充对人体有益的微量元素。

以上我们介绍了海鲜含有蛋白质、脂肪、多糖、维生素、活性多肽这些常规的营养成分，还有大量的活性脂质、硫酸多糖、皂苷、虾青素、壳聚糖、硫酸软骨素、嘌呤化合物、角鲨烯等，在本书后续的内容中会陆续提到，它们都是食疗的好素材。

海洋是我们的营养宝库，海洋食品中还存在着许多的未知成分等待我们去揭开它神秘的面纱。

76 海水鱼和淡水鱼哪个营养价值更高？

实际上海水鱼和淡水鱼一样，都具有很高的营养价值，并不存在谁高谁低之分。两者的营养成分种类基本相同，只是含量可能有所差异，但总的来说营养价值几乎相当。

所有可食用海水鱼和淡水鱼类的蛋白质含量都在14%～18%之间，蛋白质种类及其含量并没有太大的差别。所有可食用鱼类的必需氨基酸的比值和数量也都符合人体需要，消化吸收率都很高。鱼肉脂肪和水分含量差异很大，这与海水鱼和淡水鱼没有必然的关系，而是与鱼的种类有关系。例如鳕鱼的脂肪含量只有0.1%～0.4%，而鳗鱼、鲱鱼和金枪鱼的含脂量高达6%～26%，多数鱼的脂肪含量1%～5%。此外鱼类的脂肪含量与季节有很大的关联度，吃得饱脂肪就高，吃得少脂肪就低。

海水鱼和淡水鱼常规营养素几乎是相同的，当然某些活性成分有所不同。海水鱼在海洋环境中，受渗透压、微量元素的胁迫，造成海鲜含有更丰富多样的氨基酸、核苷酸、有机酸、嘌呤碱等生理活性物质，这些物质大多有强烈的鲜味，因此要比淡水鱼更鲜美些。还有不同的是，海水鱼的DHA和EPA等多不饱和脂肪酸、牛磺酸等含量要高于淡水鱼，碘、硒、锰等微量元素含量会比淡水鱼高一些。

然而，一些淡水鱼也具有一些海水鱼所没有的特殊营养成分，如黄鳝富含维生素B_2，鲤鱼有利水、消肿功效，甲鱼更是滋补大咖。因此，无论海水鱼还是淡水鱼都具有各自的功能成分，营养没有高低贵贱之分。

此外，海水鱼的活动范围较淡水鱼广阔，并且加上海洋的水流、风浪与淡水水域相比更复杂，因此海水鱼的游动力度更大，这也导致海水鱼的肌肉硬、弹性大。海鱼水和淡水鱼都有腥味，不新鲜海水鱼的腥味来自氧化三甲胺的分解，淡水鱼的土腥味来自泥土底质中放线菌，放线菌可以通过鱼鳃进入到鱼体血液中遍布全身。

77 深海鱼类的营养价值和普通鱼的一样吗？

深海鱼是指生活在大洋深处几十米到几百米海水中的鱼。它的特征是口大、眼大，身体表层会发光。深海鱼在进化过程中为了适应高压力、寒冷、黑暗的生存环境而形成了独特的体型。由于深海中的竞争不如岸边或浅海中那么激烈，使许多原始生物类群得以存活到今天。市场上常见的狭鳕（明太鱼、朝鲜鱼）就是典型的深海鱼。

深海鱼肉质雪白、细腻、口感嫩爽、纯正可口，吃起来也十分鲜美。深海鱼的蛋白质和脂肪含量与普通海鱼相同，是一种低脂肪高蛋白质的食品。它最特别的成分在于脂肪的特殊性，深海环境水温极低，造就了深海鱼类体内产生并积累多不饱和脂肪酸，这种脂肪即使在0℃也不会变成固体。不像陆生畜禽饱和脂肪酸在常温下就能凝固成雪白的油脂，猪脂、牛脂就是饱和脂肪酸的典型代表，这种饱和脂肪吃多了，容易沉积在血管壁上，造成动脉粥样硬化。

深海鱼油的特征是含有多不饱和脂肪酸，DHA和EPA特别多。当然其他海鲜也含有DHA和EPA，只不过含量少一些罢了。深海鱼的保健功能有以下几个方面的优势：

① 深海鱼含有活化脑细胞的聪明因子，使得脑部的神经传导物质比较容易地去传达正确的信息，促进协调神经回路传导作用，维持脑部细胞的正常运作。它不但对儿童的脑发育起着非常重要的作用，还可提高视网膜的反射能力，强化和改善视力。

② 高血脂是导致高血压、动脉硬化、脑血栓等疾病的主要原因，鱼油能将低密度脂蛋白从血管中带走，降低血脂水平，具有防止脂肪沉积在血管壁上，防治血栓的形成的辅助功能。因此，深海鱼油胶囊最合适老年人。

③ 研究发现服用鱼油具有提高机体免疫力，增强自身免疫系统的辅助功能。鱼油也被用来辅助治疗糖尿病、类风湿性关节炎等慢性病。

④ 鱼体内含有一种与人体大脑中的"开心激素"相关的特殊脂肪酸，该脂肪酸具有缓解精神紧张、平衡情绪等作用。

78 鱼油、鱼肝油、海藻油营养成分有什么区别？

鱼油是指鱼体中所有油类的总称，它包括鱼肉中的油、鱼肝中的油和鱼脑中的油。它的主要成分是 n-3 多不饱和脂肪酸，也就是常说的DHA和EPA。制作鱼油制剂的原料常见于鲭鱼、鲱鱼、金枪鱼、鳀鱼、鲑鱼、鳕鱼肝等。

鱼肝油顾名思义是提取自鱼的肝脏，主要的成分为维生素A、维生素D等，专指从鲨鱼、鳕鱼等的肝脏中提炼出来的脂肪，黄色略有腥味。电脑族长期对着电脑屏幕，眨眼次数减少，眼泪蒸发加快，很容易出现眼睛干涩、眼疲劳、视物不清、夜晚视力降低等眼部症状；同时电脑族长期坐在电脑前，减少晒太阳的时间，也很容易出现维生素D缺乏的症状。适量吃鱼肝油或者鱼肝，可以补充维生素A与维生素D。维生素A又称视黄醇，它能够作用于眼部，缓解眼干燥症、夜盲症等症状。维生素D有助于帮助钙质沉积，预防骨质疏松，所以也适合老年人。

然而鱼肝难以收集，从鱼肝提的油极少，加工成本也高，现在几乎都是将人工合成的维生素A和维生素D添加到植物油中，但商品名仍称之为"鱼肝油"。人工合成的鱼肝油从药效上来说并不亚于天然的鱼肝油。

海藻油是从人工培育的海洋微藻中提取得到的油脂，是目前世界上最纯净、最安全的DHA来源。大部分人认为鱼是DHA的主要来源，而事实上，鱼类之所以含有DHA，是因为鱼食用了富含DHA的微藻，而微藻中的DHA通过食物链传递在鱼体内累积下来。因此直接服用藻类DHA不仅更直接，而且也不会有鱼油的腥味。

因此鱼油和海藻油的主要功能成分是DHA和EPA，鱼肝油的主要功能成分是维生素A、维生素D。

79 海参的营养价值体现在哪里？怎样吃最合理？

海参为海味八珍之一，是喜庆筵席上的名菜。海参是高蛋白质、低脂肪、低胆固醇类食品，其常规的六大营养素与鸡蛋相比并不占优势，但是它的生物活性成分确是海鲜中最富有的。

研究者对20余种海参营养成分的研究表明，除了普通蛋白质以外，还含有胶原蛋白、海参多糖、海参皂苷、多肽、海参神经节苷脂、酸性黏多糖、活性矿物质等活性成分。这些生物活性物质具有抗肿瘤、抗凝血、镇痛、提高免疫力、抗真菌、降血脂、防治类风湿关节炎和关节强硬性脊椎炎等作用。

古代没有保鲜技术，只能将海参热水烫漂、加盐脱水、晒干后长期存放。干海参食用前放入清水中浸泡，去内脏和灰嘴，清洗干净，经30～40分钟开水煮至松软，然后在清水中涨发1～3天，就可以烹调食用了。在这样脱水、蒸煮、浸泡等过程中，水溶性的活性成分会流失30%～35%。因此，有条件的可以直接用活海参烹制，最好是把蒸煮海参和水发海参的汤汁留下来食用。

海参的吃法有很多，可以红烧、煲汤、与其他菜肴一起爆炒等，它自身并没有味道，只能靠佐料提味。建议每天食用1～2只。因为它是温性的，长期食用也不会造成滋补过度，儿童也可以食用。

为了使海参的营养成分得以充分发挥，最好吃海参的同时摄入其他蛋白质丰富的食物，比如鸡蛋，使海参和鸡蛋各自发挥自己的营养成分优势。

80 为什么说海鲜具有不可比拟的营养？

海鲜富含优质蛋白质，主要以非常容易消化吸收的肌球蛋白为主，优质蛋白质可以修补机体衰老和损伤的组织细胞、维持机体的正常新陈代谢、合成抗体增强抵抗力，是儿童、老人和孕妇重要的营养成分来源。此外，很多海鲜中还含有独特的牛磺酸、核苷酸等具有特殊营养价值的成分。

海鲜的脂肪含量一般比畜肉类低，而且其脂肪以不饱和脂肪为主，更接近植物脂肪。最引人注目的是，海鲜的脂肪里含有长链多不饱和脂肪酸二十二碳六烯酸（俗称脑黄金）、二十碳五烯酸、花生四烯酸等，它们是构成大脑皮层细胞和视网膜细胞的重要成分。

海鲜中矿物质含量非常丰富，海水是流动的，可以把元素均匀地带到每一个海域，所以每一种海鲜都能摄取海水中的每一种元素。海鲜中含硒、钙、锰等矿物质极为丰富，锌的含量也高于普通牛羊肉十倍之多。

摄入海带、紫菜、海鱼、干贝、淡菜、虾蟹可以有效地补充碘元素、硒元素。

因此说海鲜的营养是其他食物不可比拟的。

81 吃海鲜真的可以滋养皮肤吗?

爱美之心人皆有之，容貌美丽除了五官分布合理，还有皮肤要有弹性、具有光泽，尤其是面部皮肤的质量更加直观。脸上皮肤的蛋白质主要是胶原蛋白，随着年龄的增大，皮肤中胶原蛋白含量越来越少，因此外来补充就显得格外重要。胶原蛋白越多结合的水就越多，外观看起来皮肤就越发水灵。

衰老的一个特征就是皮肤中的胶原蛋白含量降低，使得蛋白质的保水功能下降，水分下降后皮肤的弹性就变差，看起来没有光亮度。海鲜中的营养素能维持体内的代谢和正常生理功能，其丰富的蛋白质、各种微量元素、活性多糖、活性脂类等物质具有很显著的抗衰老作用，从而让皮肤看起来"水汪汪的"，鲜嫩有弹性感。

胶原蛋白外敷到皮肤上也会有较好的保水功效，有利于滋养皮肤黏膜，使之柔嫩，特别是降解后的小分子胶原蛋白肽甚至可以直接被皮肤所吸收。此外，胶原蛋白与面霜其他成分的分子都非常细小，抹在脸上增加了皮肤的光洁度。现在国内以鱼皮为原料的小分子胶原蛋白已经用于护肤品。

内服外敷双管齐下，使得皮肤更加娇嫩。这就是海鲜可以美容的两大原因。

82 海参、鲍鱼营养与鸡蛋差不多吗?

海参既是佳肴又是滋补珍品。海参的营养成分分析表明，每百克海参含蛋白质14.9克、脂肪0.9克、碳水化合物0.4克、铁2.4毫克，并含有海参皂苷、海参多糖、活性脂质、胶原蛋白、稀有元素等许多活性成分，是一种典型的高蛋白质、低脂肪食物，对高血压、高脂血症和冠心病患者尤为适宜。

鲍鱼蛋白质含量丰富，脂肪、胆固醇含量极低，氨基酸配比合理，含有较多的精氨酸、丙氨酸、谷氨酸、天冬氨酸，维生素E和微量元素。同时鲍鱼肉中含有多种生理活性物质如牛磺酸、超氧化物歧化酶等，对肌肉神经的兴奋方面具有重要生理作用。金属元素钙、镁、锰等含量也很丰富。鲍鱼的肉中还含有一种被称为"鲍素"的活性成分，可以破坏癌细胞代谢过程，却不损害机体的正常细胞。

鸡蛋是公认的营养丰富的食物，富含蛋白质、脂肪、维生素以及铁、钙、钾等人体所需要的矿物质，蛋白质为最优质的蛋白质，对肝脏组织损伤有修复作用；含卵磷脂、卵黄素，对神经系统和身体发育极为有利，能健脑益智，改善记忆力，并促进肝细胞再生。

从鸡蛋的蛋白质含量及其营养评分来比较，鸡蛋是排在所有食物最前列的。但是从全部的营养成分，尤其是活性物质综合来比较，鸡蛋就排在海参和鲍鱼的后边了。

由于海参和鲍鱼价格昂贵，不能像鸡蛋那样普及到千家万户，因此给人们一种高档的感觉，误以为它的营养也高档。21世纪以来我国已经开展了大规模海参和鲍鱼养殖，其生长周期也从原来野生的5～10年降低到现在养殖周期2～3年，价格也变得亲民化了，使得可以进入寻常百姓家消费。

总之，海参、鲍鱼等海珍品的营养价值和鸡蛋的营养价值各有各的优势，它们不能相互取代，但是可以相互补充和相互促进。吃海参、鲍鱼的同时一定也要吃鸡蛋，这样它们的营养就会起到协同的效果。

83 为什么称鱼油是脑黄金？

鱼油是指从鱼类动物中提炼出来的脂肪，鱼油含有多种脂肪酸成分，有二十二碳六烯酸（DHA）、二十碳五烯酸（EPA）、花生四烯酸、油酸、亚油酸、亚麻酸等，这些都是含有双键比较多的高度不饱和脂肪酸，对人体健康有好处。而一般动物脂肪和棕榈油含饱和脂肪酸多，这些脂肪会提高低密度脂蛋白，摄入过多无益。一些花生油、芝麻油、橄榄油、葵花籽油等介于上述两者之间，总体是好的，但是缺乏鱼油中的DHA和EPA。现代营养学发现，某些不饱和脂肪酸是人体营养所必需的。

二十二碳六烯酸（DHA）是一种含有22个碳原子和6个双键的直链脂肪酸，是人体所必需的一种多不饱和脂肪酸，自身不能合成，需通过食物补充。因为DHA可以透过血脑屏障，对神经传导有重要作用，是维持大脑功能不可缺少的物质，所以有脑黄金的美称。

研究发现DHA是大脑细胞膜的重要构成成分，参与脑细胞的形成和发育，对神经细胞轴突的延伸和新突起的形成有重要作用，可维持神经细胞的正常生理活动，参与大脑思维和记忆形成过程。

母乳中含有长链多不饱和脂肪酸，母乳喂养婴儿的认知发育分数比人工喂养婴儿高得多，所以应多倡导母乳喂养。

大学生志愿者记忆力实验设计了两个组，干预组服DHA胶囊，对照组服用安慰剂胶囊，两个组都服用30天，但志愿者并不知道自己服用的是DHA还是安慰剂。虽两组记忆力均比实验前有显著性提高，但干预组改善程度明显优于对照组。

因此DHA和脑健康的关系非常密切。增加食物中DHA的含量，有助于脑中DHA水平的提高，从而有利于增强学习记忆功能，有利于脑和神经的健康发育，有利于防治老年痴呆症，同时也有利于防治视力下降。

温馨提示：

① DHA并不是深海鱼类的专有，所有海水鱼类中都含有，只不过冷水性鱼含量多一点罢了。20世纪80年代，美国、日本、英国、澳大利亚等发达国家开始生产和食用DHA。早期这类产品多以富含DHA和EPA的深海鱼油为原料通过分子蒸馏工艺制得，鱼油来自深海鱼的概念一直沿用到今天。实际上现在鱼油很多是从鳕鱼、沙丁鱼、鲲鱼等鱼类提取的，但这些鱼并不是深海鱼，提取的鱼油中尽管DHA含量低一点，但是经过浓缩可以达到较高的浓度，满足日常服用胶囊的需要。现在用海洋微藻发酵也可以生产出没有鱼腥味的DHA。

② 吃海水鱼和其他海鲜是摄入鱼油和DHA的最佳方式，方便安全、氧化程度轻，青少年经常吃海鲜会补充多种营养，促进大脑发育。

③ 大脑发育不仅仅需要DHA，其他营养成分也都需要，像蛋白质、维生素、多糖。鱼油也并不是像广告宣传的那样，吃得越多越好，每一种营养成分都有最佳摄入量。

④ 鱼油产品哪怕是放在冰箱中冷藏也不建议长期保存。不饱和脂肪酸特别容易氧化，即使在低温也会缓慢氧化，所以在保质期内的前期就应尽量服用完。

84 海带为什么被誉为"长寿菜"？

海带是一种药食兼用的海藻类蔬菜，中医认为，海带味咸、性寒，入肝、胃、肾三经，具有消痰软坚、利水之功效。现代食品营养学研究表明，海带含碘、氨基酸、活性多糖、胡萝卜素、B族维生素以及钙、铁、钠、钾、硒等人体必需的营养素。

随着科学研究的深入，人们发现海带具有多种药理活性。经常食用海带对困扰现代人的许多疾病有良好的防治作用。据世界卫生组织公布的调查报告显示，日本人的平均寿命为83岁，居世界第一，其长寿原因归功于饮食养生方面的改进，其中海带对人们健康做出了重要贡献。在日本的海产品中，海带已成为人们最受欢迎的食品，甚至每餐必吃海带，至少每天都吃。

海带中含有有机碘，碘是合成甲状腺激素的原料，当缺碘时甲状腺激素的合成就会减少，甲状腺激素对下丘脑、脑下垂体前叶的反馈作用就会降低，垂体促甲状腺激素分泌就增加，引起甲状腺组织增生肿大。因此，常吃海带具有防治缺碘性甲状腺肿的作用。海带中的碘属于有机碘，这是无机碘所不能取代的。市面上食盐中添加的是碘酸钾，属于无机碘，补充多了或者少了都会对甲状腺有不良的影响，而有机碘多一点或者少一点都没有影响。

干海带表面的白色析出物是甘露醇，是一种利尿剂，有降压、消肿功效。海带含有机钙高，很容易被吸收。海带还含有磷、硒、胡萝卜素、维生素等多种人体必需的营养素。在这些营养素综合作用下，可减少脂肪在血管壁上的积存。

海带含有丰富的膳食纤维，能够及时地清除肠道内的废物和毒素，有效地防止便秘和肠癌的发生。从海带中提取改性的岩藻多糖硫酸酯抑制肿瘤有显著的疗效，已经有成药在市场上销售。

在寒冷的冬天里，适当多吃些海带，不仅能使身体更强壮，还可以起到很好的御寒（抗冻）作用。因为富含钙和铁的海带可提高机体的御寒能力。

多吃海带可以延年益寿，因此海带具有"长寿菜"的美誉。

85 海藻膳食纤维——第七营养素

目前公认的六大营养素有蛋白质、脂肪、糖类、维生素、矿物质和水。但有人也把膳食纤维归到营养素中，虽然它不能直接被人体吸收，但在人体肠道内却起到重要的生理功能。

什么是营养素？顾名思义就是指从食物中获取的，用于维持人体正常生理功能的化学成分。

以前人们认为膳食纤维对人体作用不大，因为它不被人体小肠吸收利用。但是近几年来人们慢慢地发现膳食纤维对人体并不是毫无作用，它能够促进肠道蠕动、增强饱腹感，尤其是能调节肠道菌群，从而间接地预防便秘、降低血清胆固醇、调节血糖、改善食物消化过程。

肠道菌群如何影响健康，一般根据患者的肠道菌群情况进行综合评估。通常可以分为肠道菌群过少、肠道菌群过多等情况。

肠道菌群与人体健康密切相关。肠道菌群可被分为有益菌、致病菌和中性菌三种菌群，只有有益菌数量多，占有优势时，人体才是健康的，不易得病。有益菌如双歧杆菌和乳酸杆菌等，是人体健康不可缺少的要素，可以合成多种维生素，促进肠道蠕动，抑制致病菌的生长，分解有毒有害物质等。有益菌减少时，会导致食物不能充分消化，引起恶心、胀气等症状，还会引起肠道运动功能减弱，导致便秘、腹泻。因此，我们应该给有益菌一些营养食物——膳食纤维，让它们繁殖得既快又多，一直占有主导地位，抑制致病菌和中性菌的生长，海藻水溶性多糖就是有益菌最愿意吃的食物。此外陆地上的苹果和山楂等中的果胶多糖也含有有益菌喜欢的膳食纤维。

膳食纤维的最好来源是海藻，一是因为海藻中的膳食纤维种类丰富，有琼脂、卡拉胶、褐藻胶、硫酸多糖、海带淀粉、海藻纤维素、甘露聚糖、褐藻糖胶和木聚糖等；二是海藻中的膳食纤维含量非常高，占干重的50%左右，超过任何一种食物的含量；三是这些多糖几乎都溶于水，对人体胃肠道刺激性小，便于肠道菌群的吸收利用。有研究表明，经常食用海藻可以预防盲肠癌、甲状腺癌、卵巢癌。

海藻纤维很容易提取。可以制备成普通食品、功能性食品、食品添加剂，做成果冻、凉粉、减肥辅助食品、浸膏、冲剂、海藻粉、海藻饮料等海藻食品，也可以制成可食用包装膜、胶囊外壳、黏合剂等可食用材料。

将膳食纤维定为第七营养素，是因为人们认清它的时间比较晚，比起六大营养素，膳食纤维对人体的作用还在研究中，学术界对把膳食纤维纳入到营养素中仍然存有争议。

86 如何科学评价海鲜食品功能成分的活性？

海鲜食品含有独特的蛋白质、不饱和脂肪酸和全部的微量元素。此外，还含有具有特殊功能的成分，比如牛磺酸、硫酸软骨素、海参皂苷、褐藻多糖硫酸酯、甲壳素、虾青素等。这些成分可以提高人体免疫力和人体代谢机能。这些功能成分到底活性如何？需要科学实验进行评估，涉及化学、细胞、动物以及人体试食等实验。

海鲜中的活性物质几乎都是混合物，需要先分离纯化获得纯度极高的化合物，才能对其组分结构、功效及作用机制进行深入研究。

根据国家对保健食品的要求，活性物质功能学有二十多个项目，其中需要做人体试食试验的项目有20个，当然并不是每个项目都需要做，可以选作其中的一、二项即可。功能性评价就是分析功能（保健）食品的有效性，评价项目和方法依功能食品的品种而定。以抗衰老功能食品为例，功能性评价需进行体外细胞培养增代试验、红细胞SOD（超氧化物歧化酶）活性测定、免疫力增强方面试验等。

对于一些活性成分的生物活性评价有很多方法，例如生物大分子相互作用、酶联免疫、量子点标记、免疫化学等，虽能精确定量和定性分析，但是毕竟是体外实验，距离实际效果还是有一点差别。标准规定应当根据各项试验的具体要求合理选择动物，常用大鼠或小鼠。另外，在进行人体试食试验时，还应考虑人群特殊性，提出具体要求等。

科研人员做出实验结果后，我们就可以了解到海鲜含有哪些活性成分，活性的大小如何。如果想依此申报保健食品的批号，还需要省级以上有资质的实验中心进行验证实验，上报国家食品药品监管部门审议，符合要求才能获得保健食品的文号，以保健食品的"小蓝帽"标识生产和销售。

87 鱼的不同部位营养有什么不同?

鱼的全身都是宝，除了人们经常食用的鱼肉外，鱼唇、鱼脑、鱼鳞、鱼皮、鱼骨、鱼肝、鱼子、鱼白、鱼鳍、鱼鳔甚至鱼肠等可食用部分均含有丰富的营养成分。

鱼唇，是海产八珍之一，多以鲟鱼、鳇鱼以及鲨鱼的唇部干制而成，主要成分是胶原蛋白，可红烧、黄焖。

鱼脑，富含EPA、DHA、卵磷脂，有助于婴幼儿大脑发育，辅助防治老年性健忘，降低血脂黏度的功效。

鱼鳞，含有较多的卵磷脂和胶原蛋白，有增强大脑记忆力、延缓细胞衰老的作用。带鱼银鳞是一层由特殊脂肪形成的表皮，可提制6-硫代鸟嘌呤和咖啡因，6-硫代鸟嘌呤对各型急性白血病有较好的疗效等。因此清洗带鱼时不要对鱼体表面进行过度刮拭。鱼鳞加水长时间熬煮，能煮出鱼胶，冷却后可成鱼鳞胶冻。

鱼皮，含有丰富的蛋白质和多种微量元素，其大分子胶原蛋白与黏多糖是养颜护肤保健佳品。鱼皮中白细胞素具有抗癌作用。

鱼骨，含有丰富的有机钙、磷以及铁、锌、锶、铜等微量元素，这些元素是人体生长发育和代谢所必需的微量元素。鲨鱼、鲅鳒等鱼的软骨含有软骨素，具有降血脂、抗动脉硬化、减轻偏头痛的作用。鳕鱼等硬骨鱼类的鱼骨高温高压软化处理后可制作香酥鱼排休闲小食品。鱼骨钙是有机钙，比无机钙吸收利用率高，如果同时服用维生素D或者晒太阳，钙吸收效果更好。

鱼肝，含有丰富的维生素A和维生素D。维生素A可防治皮肤及眼角膜干燥，维生素D可防治皮肤结核等。但鱼肝不可多食，否则可能会引起维生素A中毒。

鱼子，含有丰富的蛋白质、卵磷脂、钙、磷、铁、维生素和核黄素，是大脑和骨髓的良好滋长剂。

鱼白，也称鱼精蛋白。硫酸鱼精蛋白注射液具有抵抗肝素的抗凝作用，是外科手术必备药物。可以食用，但是谈不上美味。

鱼鳍，鲨鱼鱼鳍经过加工后的干制品，内含大量胶原蛋白和黏多糖。鱼翅具有补血、补气、补肾的功效，是良好的滋补品。

鱼鳔，也叫鱼肚，但不是鱼胃，是鱼主沉浮的器官，含胶原蛋白、黏多糖、多种维生素及钙、锌、铁、硒等多种微量元素。可以作为补充蛋白质的原料，易于吸收和利用。也可增强脑神经功能、促进学习记忆能力、提高抗疲劳和肠胃功能活力、促进内分泌、改善组织营养状况等辅助功效。

88 一口鱿鱼等于四十口肥肉?

我们知道使人发胖的原因是摄入过多的蛋白质、脂肪、多糖产生过多的热量，当人体消耗小于积累时，蛋白质、多糖都会转化成脂肪在体内堆积，外观看起来身体发胖。

《中国食物成分表》的数据显示，每100克鱿鱼干（含水率21.8%）含胆固醇871毫克，换算成鲜鱿鱼的胆固醇含量大约在240毫克。而100克鲜的猪肥肉含胆固醇109毫克。

从数据的对比来看，鲜鱿鱼的胆固醇含量的确要高于猪肥肉一倍，但是并没有40倍那么大的差距，所谓"吃一口鱿鱼相当于吃四十口肥肉"的说法并不准确。即便是鱿鱼中胆固醇含量的确高于猪肥肉，但鱿鱼的中性饱和脂肪含量低，不饱和脂肪含量高，多不饱和脂肪酸属于高密度脂蛋白的组成成分，可以高效代谢体内的胆固醇，因此吃鱿鱼并不会增加更多的胆固醇。

胆固醇是人体的必需营养物质，是人体的天然润滑剂，由肝脏分泌，形成细胞的外膜，分布在身体的各部分。约有80%的胆固醇是我们自己体内制造的，只有20%是从食物摄取来的。当我们摄入更多的高胆固醇食物时，如鸡蛋黄、黄油和动物肝脏，我们自身产生的胆固醇就会相应减少。我们不摄入高胆固醇食物时，我们的身体就会加速产生更多的胆固醇，因此适当摄入食物中的胆固醇是必需的，但是不能过量。

就热量而言，海鲜的热量要比肉类低很多，吃适量海鲜不会发胖。每百克鱼肉的热量在99～120千卡[1]、螃蟹肉的热量是103千卡，蛤蜊的热量是62千卡。而每百克鸡肉的热量是167千卡，兔肉的是102千卡，肥瘦相间的猪肉热量在400千卡。这样一比较就看出来，海鲜的热量平均低于鸡肉的，与兔肉相当，是不容易使人发胖的。

总体来看，吃鱿鱼和其他海鲜并不会使人明显发胖。

89 吃螺旋藻真的可以减肥吗？

螺旋藻是一种微藻，呈青绿色，属蓝藻类，体长200～500微米、宽5～10微米，在显微镜下体形呈螺旋状，故名螺旋藻。螺旋藻已在地球上生存了35亿年，是地地道道的活化石，是地球上最古老的光合生物。螺旋藻可以在海水中生长，也可以在淡水中生长。目前国内这两种产品都有培养和销售。大量的研究资料表明，螺旋藻具有极高的营养价值，一克螺旋藻的营养价值相当于一千克各种瓜果蔬菜营养价值的总和，是目前所知食物中营养成分最充分、最全面、最均衡的食品。

螺旋藻是以减肥食品进入人们的视线中，是到目前为止发现的最适宜减肥的纯天然食品，已经在发达国家流行多年，其机理是抑制食欲而使摄食量减少，令身体既不缺乏营养又可减少热量的摄取，从而达到减肥的目的。

螺旋藻中的一种氨基酸——苯基丙氨酸，能影响脑部控制胃口的神经中枢，可以均衡食欲。螺旋藻含有大量藻蓝蛋白、少量碳水化合物，既能给人体提供生命活动所必需的充足营养，免除其他减肥方式给人带来的饥饿、营养不良之苦，又能在保持旺盛生命力的情况下减肥，符合国际卫生组织"不厌食、不腹泻、减体重不减体力"的要求，只需在饭前1小时服用数克干粉即可。

如果螺旋藻与海藻膳食纤维一起服用就可以起到最佳搭配效果。既然这么好的减肥食品为什么没有大范围推广开来？这是因为螺旋藻有一股特别的微藻腥味，吃后可能还有反味和回味，很多人不能接受这种气味，影响了它的商业价值。

思考题

1.人体所必需的六大营养素是什么？海鲜又有哪些特殊功能的营养成分？

---

[1] 1千卡=4.1840千焦。

2.为什么说海鲜蛋白质属于优质蛋白质？

3.海鲜中多不饱和脂肪酸主要有哪些种类？

4.简要列举几种海洋活性物质并对其功效简要描述。

5.你最看重海鲜的哪个营养成分？你是通过什么途径获取该营养物质？

6.为什么说海鲜能美容？

7.为什么说螺旋藻是营养全面的纯天然减肥品？

8.深海鱼相比于一般海产鱼类的最显著特点是什么？

9.海参、鲍鱼是不是吃得越多越好？为什么？

参考文献

[1] 林洪，隋建新，李振兴，米娜莎.食用鱼类与营养[M].北京：中国农业科学技术出版社，2015.

[2] 刘洪军，赵文溪，刘梦侠.食用虾蟹与营养[M].北京：中国农业科学技术出版社，2015.

[3] 于瑞海，曲学东，马培振.食用贝类与营养[M].北京：中国农业科学技术出版社，2015.

[4] 王卉.海洋功能食品[M].青岛：中国海洋大学出版社，2019.

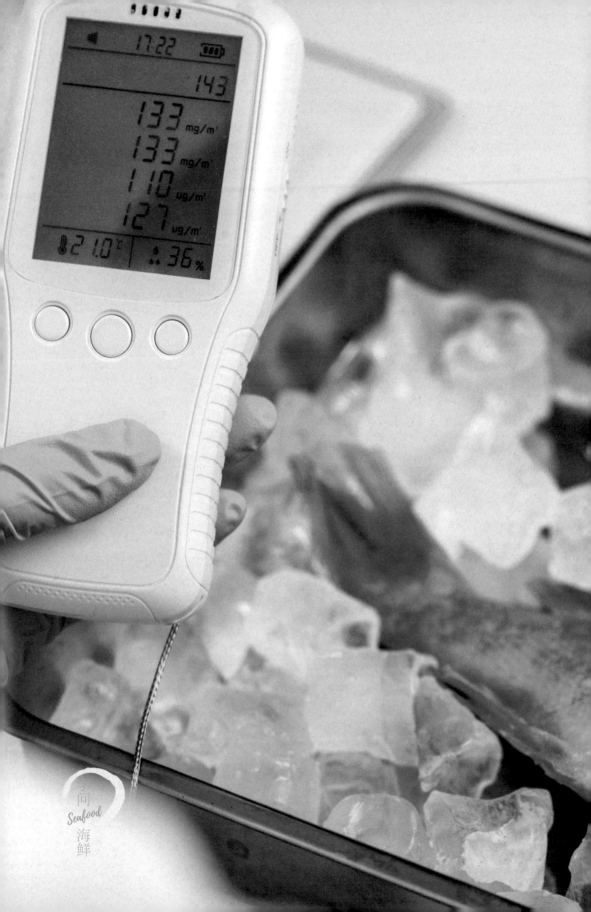

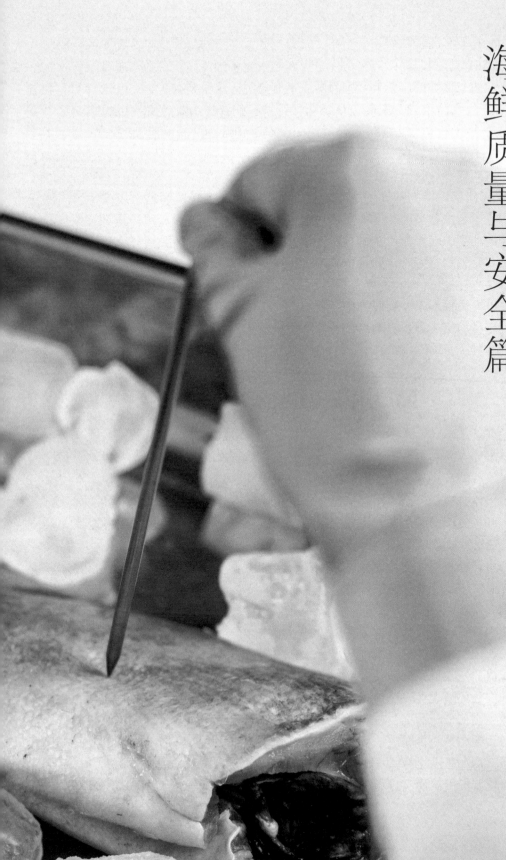

海鲜质量与安全篇

海鲜具有高蛋白质、低脂肪、营养均衡、味道鲜美等特点，因此备受消费者青睐，与此同时海鲜的安全性也受到越来越多的关注，认为一些风险可能危害人们的身体健康。影响我国海鲜质量安全的因素主要有。

① 生物污染物　主要包括细菌性污染、病毒性污染、寄生虫污染。其中威胁最大的是致病性细菌，致病性细菌有沙门氏菌、霍乱弧菌、副溶血性弧菌、单增李斯特氏菌、大肠埃希氏菌等。病毒通常是肝炎病毒、诺瓦克病毒。寄生虫如线虫、吸虫和绦虫等。

② 化学污染物　许多水生生物处于食物链的末端，通过一级级蓄积，体内积累了越来越多的化学物质，而这些化学物质中有很大一部分是对人类有毒有害的，会引起较为严重的食用安全问题。主要包括农药残留、渔药残留、重金属、有机物污染等，如金枪鱼中的汞、贝类中的铅及多氯联苯等含量较高。

③ 内在危害物　主要包括过敏原、甲醛、毒素。深海鱼类、贝类多含过敏原或内源性毒素。在海鲜中主要有三大类能够激发过敏的食物，分别为鱼类及其制品、甲壳类及其制品以及软体动物及其制品。内源性毒素包括贝类毒素（如腹泻性贝毒等）和鱼类毒素（如组胺、河豚毒素等）。

90 为什么海鲜特别容易变质？

海鲜容易腐败有以下几个原因：

鱼、虾、贝在其口腔、胃肠道、体表黏液、鳃丝等处都有微生物，生物体死后机体失去抵抗能力，这些微生物借机向纵深渗透。细菌种类繁多，有分解机体产生臭味的腐败菌、引起腹泻中毒的致病菌、没有特别作用的中性菌，以及有益菌、指示菌等。

鱼、虾、贝体内含有活性很强的酶，如内脏中的蛋白质降解酶、脂肪分解酶，肌肉中的腺苷三磷酸降解酶等，这些酶在海鲜生前死后时刻都在进行催化反应。

相对猪肉等大型畜肉来说，鱼虾贝个体显得较小，细菌渗透路径短，组织疏松、内脏不能快速与肌肉分离、水分和蛋白质含量高、体表黏液失去保护能力，从而使其成为细菌良好培养基，因此腐败速度比猪肉的快一些。此外，海鲜的生活环境温度较低，当它们被捕获后往往被放置在温度稍高的环境中，造成微生物繁殖与酶促反应速度大大提高，加快了腐败的进程。

食物腐败是由腐败菌引起的，某些腐败菌能分解海鲜的蛋白质、脂肪等大分子，同时产生各种各样的小分子化合物，其中就有臭味成分和鲜味小分子肽，使我们同时感受到鼻子闻到的臭味和舌头尝到的鲜味，由于这些腐败菌不是致病菌，因此不会造成腹泻。

梅香鱼是一种盐渍自然发酵制品，因其特殊的梅香气味而出名。梅香鱼可作为佐餐配料，是可直接加工成食用咸鱼。例如用鲈鱼制作梅香鱼的过程中，当地环境中有微生物混入到物料中，能使蛋白质分解产生游离氨基酸、多肽和有机酸等风味物质，使得鲈鱼回味醇厚、酸香浓郁、贮藏期长、风味独特。生物胺是发酵海鲜中常见的一类有害化合物，适宜的生物胺有利于调节机体内的新陈代谢，但是当积累量超过一定限量时会引起头疼、呕吐等中毒症状。

91 河豚为什么有毒，如何食用才安全？

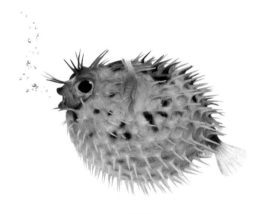

河豚

河豚是一种非常奇特的鱼类，因其肌肉中含有氨基酸和核苷酸等鲜味物质，从古到今无数热爱美食的人们为之倾倒，民间有"吃了河豚百味无"的说法。可以想象河豚得有多么的鲜美。可是河豚食用不当会致人死亡的。河豚体内的毒素来自哪里？如何处理和烹制才能去掉毒素呢？

致人死亡的毒素是一种生物碱——河豚毒素，该毒素不只存在于河豚体内，其他海洋生物中也可能含有这种毒素，比如云斑栉虾虎鱼、织纹螺等。研究发现，河豚毒素是由一种名为"河豚毒素假交替单胞菌"的细菌产生的。那为什么单单河豚体内的毒素含量高呢？这是因为河豚与其他鱼类相比，游泳速度较慢，因此只能摄食一些速度更慢的动物和浮游植物。这些生物就含有河豚毒素假交替单胞菌。河豚摄入后，这些毒素对河豚倒是没有毒害作用，反而被河豚积累在身体不同的部位。河豚体内毒素含量大小依次为卵巢、脾脏、肝脏、血液、眼睛、鳃耙、皮肤和精巢。处于生殖季节河豚的毒性最强，且雌鱼毒性大于雄性。被宰杀后，可能会由于加工处理不当导致内脏中的毒素渗入到肌肉中，使得肌肉中可能含有少量的河豚毒素。养殖的红鳍东方鲀、暗纹东方鲀肌肉中几乎不含河豚毒素。

我国早有法规规定河豚不得鲜活上市销售，但如此美味被埋没实在可惜，那么如何才能保证安全食用河豚呢？是否有办法不让河豚有毒，或者把河豚体内的毒素去掉呢？现有报道河豚中毒往往是因为捕食野生河豚导致的，能否通过人工养殖来解决这个问题呢？养殖的河豚为什么没有毒？

　　研究发现，河豚摄入有毒食物后会积累河豚毒素，此外其肠道内的细菌也会分泌毒素，河豚会把这些毒素蓄积在体内。养殖河豚可以选择没有产毒细菌的鱼苗，然后在封闭的环境里养殖，自然河豚就没有毒素了。如果把一条有毒的河豚扔到养鱼池中，则全池子里的鱼都会将产毒菌吸收到体内，也会变得有毒了。

　　2016年农业部、国家卫生计生委和国家食品药品监督管理总局三部委联合发文《关于有条件放开养殖河鲀生产经营的通知》，给养殖的"红鳍东方鲀"和"暗纹东方鲀"这两个品种解禁，让中国渔业协会对养殖品种和养殖过程进行认证，中国水产流通与加工协会对有养殖资质的河豚加工处理进行认证。只有取得这两个认证资格的企业才能对认证过的无毒河豚进行加工处理。现在在市场上我们可以购买到美味的河豚制品了，购买时一定要看准包装上是否有双证。

　　红鳍东方鲀是由海水养殖的，肉质偏硬，做生鱼片最为合适，多出口日本、韩国。暗纹东方鲀养殖在长江淡水流域，产品主要以内销为主，有红烧、白烧的做法。

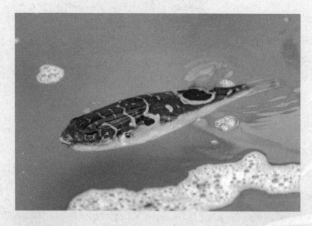

暗纹东方鲀

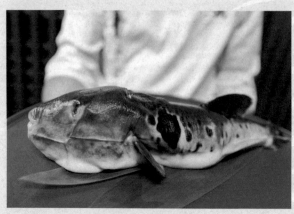

红鳍东方鲀

养殖河豚和野生河豚两者有区别：野生河豚的肉质为粉色，而养殖河豚则为象牙白色；在口感上，野生河豚的肉质更鲜，也更富有嚼劲。但是消费者自己难以区分。鉴于此，1990年11月20日由卫生部发布施行的《水产品卫生管理办法》中的第三条明确规定鲀鱼有剧毒，不得流入市场。2016年三部委发文，也仅仅是给养殖的红鳍东方鲀和暗纹东方鲀这两个品种解了禁，野生的和其他养殖品种（包括菊黄河豚）仍不得经营。消费者千万不要为了尝鲜听信谣言冒险试吃非正规途径的河豚。

92 吃海鲜为什么容易过敏？

能引起过敏的海鲜有鱼类、甲壳类（虾蟹类）、软体类（贝类、头足类），鱼类过敏在普通人群中发病率0.2%～2.29%，而甲壳类和软体动物过敏发病率接近10%，比鱼类过敏更为严重。海鲜过敏引起的轻微症状是流鼻涕、头痛、皮疹，严重的过敏反应是恶心、呕吐、腹泻甚至威胁生命。

为什么会有如此高比例的人对海鲜过敏呢？

这是因为海鲜中存在一种异型蛋白质——过敏原，这些蛋白质是海鲜的正常结构组织。过敏人群肠道消化液缺乏分解这些异型蛋白质的酶，所以当过敏原蛋白质被这些人群摄入后，蛋白质所保留的能引起过敏的分子表位能激活人体免疫细胞，引起化学介质释放，继而产生一系列复杂的生物化学反应，使人体产生了过于敏感的反应。而非过敏体质的人群能分解过敏原或者即便有过敏原也不会引发过敏反应。

海鲜中的过敏原不尽相同，鱼类中的过敏原主要是小清蛋白，甲壳类动物和软体动物的过敏原主要是原肌球蛋白。

有趣的是过敏人群第一次食用海鲜是不会过敏的。海鲜引起的过敏反应属于免疫球蛋白E（IgE）介导的食物过敏反应，过敏基质分为致敏阶段、激发阶段和效应阶段。当过敏人群第一次摄入海鲜时，海鲜过敏原作为"陌生人"进入到人体，过敏原信息传递到免疫细胞，人体自身保护机制开启保护开关，调集"卫兵"（抗体）将过敏原（抗原）围住，机体处于警惕状态；当人体第二次摄入该海鲜时，机体碰到相同的过敏原就会产生大量抗体快速识别该过敏原，同时释放大量的生物活性物质（组胺），这些生物活性物质作用于各组织和器官，引起皮肤红肿及其他的局部或全身过敏反应。因此过敏人群只有第二次摄入过敏原时才会出现过敏反应。

吃鱼过敏的人吃虾会过敏吗？

虽然不同海鲜之间的致敏成分有所区别，但也有一些内在联系，例如鱼类、甲壳类和软体动物过敏原中都包括原肌球蛋白，若某个人对海鲜中的原肌球蛋白过敏，由于交叉反应性，其对鱼类、甲壳类和软体动物也可能有过敏反应。研究发现，如果对某一种甲壳类过敏，则对另一种甲壳类发生过敏的概率为75%。然而由于甲壳类原肌球蛋白中存在独特的IgE表位，鱼类与甲壳类动物之间普遍没有交叉反应。所以说，对甲壳类过敏的人对鱼类是否会出现过敏的情况是无法确定的。

此外，吃了不新鲜的蓝点马鲛（鲅鱼）、鲔鱼、秋刀鱼、金枪鱼等青皮红肉鱼，也会引起过敏，即便是正常人也不能幸免，因为腐败产生的组胺会引起皮肤的荨麻疹。

93 吃海鲜喝啤酒会痛风吗？

"啤酒配海鲜，痛风跟着走"这种观点到底是否有道理呢？让我们先搞明白什么是痛风，痛风是一种嘌呤代谢紊乱，尿酸积累在骨缝造成肿胀疼痛的疾病。

人体内的嘌呤分为内源性嘌呤和外源性嘌呤。内源性嘌呤是由人体内细胞中的核苷酸、核酸、核蛋白等分解产生，约占人体总嘌呤量的80%；外源性嘌呤来自食物，约占人体总嘌呤量的20%。

痛风虽是嘌呤代谢异常的疾病，但食用高嘌呤食物不一定会诱发痛风。痛风是基因控制的疾病，嘌呤在合成代谢过程中有多种酶的参与，由于酶的先天性或某些尚未明确的因素会影响嘌呤代谢紊乱，使尿酸的合成增加或排出体外减少，这与嘌呤摄入量没有直接的关系。然而对痛风患者或者有痛风倾向的人来说，过多摄入嘌呤就会加剧痛风的发作。这就好比糖和糖尿病的关系，过多摄入糖不一定会导致糖尿病，但糖尿病患者则要严禁糖的过量摄入。

研究发现海鲜肌肉中嘌呤总量与畜禽类肌肉中嘌呤总量是相近的，两者均高于植物性食物中嘌呤的含量。也就是说，海鲜和畜禽肉中嘌呤含量均较高，单把海鲜列为痛风的罪魁祸首是不全面的。

吃海鲜佐以啤酒虽畅快，但啤酒中存在的维生素B_1是嘌呤分解代谢催化因子，能导致人体血液中的尿酸含量迅速增加，并且酒精会阻碍尿酸的排泄，从而导致痛风患者痛风的发作。

饮食建议：对于痛风患者或者有痛风倾向的人群来说，建议每次适量摄入海鲜，更不能暴饮暴食；在摄入海鲜时，避免肝脏及鱼皮的摄入，因为这两个部位的嘌呤含量很高；同时，建议采用水煮烹饪，且不要喝汤，因为在炖煮时食物中的嘌呤会溶解到汤中，吃海鲜火锅里的食物也可以有效地避免嘌呤的摄入。另外，在吃鱼吃肉，特别是吃肝肾等内脏时，应避免饮酒。

94 海鲜毒素有哪些?

海鲜中的天然有毒物质包括鱼肉毒、组胺（鲭鱼毒）、河豚毒素、麻痹性贝毒、腹泻性贝毒等。毒素的生成与地域、生物种类有关，是海鲜自身具有的毒素。

① 河豚毒素　在前面的内容中有详细介绍。河豚毒素的中毒症状：潜伏期10分钟～3小时。最初感觉口渴，唇、舌、手指发麻，然后出现胃肠道不适，再发展到四肢无力、血压和体温下降、呼吸困难。河豚毒素中毒无特效解药，几乎每年都有死亡病例报道。

② 组胺　含高组胺鱼类主要是海产鱼中的青皮红肉鱼类，如鲐鱼（鲐巴、青花鱼）、蓝点马鲛（鲅鱼）、金枪鱼、刺巴鱼、蓝圆鲹、秋刀鱼等。这些鱼类肌肉中含游离组氨酸高，鱼死后富含组氨酸脱羧酶的细菌可使鱼肉中的游离组氨酸脱去羧基形成组胺。组胺中毒是一种过敏性食物中毒，其主要症状为：面部、胸部或全身潮红，头痛、头晕、胸闷、呼吸急促。

③ 肝毒　常见的扁头哈拿鲨、灰星鲨及鳕鱼、七鳃鳗鱼等鱼肝中含有高浓度维生素A，过量摄入其鱼肝会引起中毒。中毒症状：头痛、皮肤潮红、恶心、呕吐、腹部不适、食欲缺乏，继之有脱皮，一般可自愈。

④ 西加毒素　热带水域鲈科鱼、梭鱼、鲣以及某些暗礁鱼含有的一种鱼毒。中毒症状包括腹泻、恶心、呕吐及腹部疼痛。

⑤ 藻类毒素　石房蛤毒素、大田软海绵酸、软骨藻酸、短裸甲藻毒素等。前两者对热稳定，通常的烹调方法很难使其破坏。中毒症状表现为唇、舌、手、脚麻木，头晕恶心等，伴有低烧，呼吸困难。

⑥ 麻痹性贝毒　是由摄入产毒腰鞭毛虫的双壳贝类所致。这类中毒多数由贻贝、蛤及扇贝等引起。我国已有的报道称有几百人因误食有毒的贝类而中毒，数十人死亡。根据中毒症状及肇事贝和藻种类推测，大部分为麻痹性贝毒引起。一般在进食1小时内发作，中毒症状包括刺痛、麻木、唇及指间有灼烧感、失语、呼吸困难。

⑦ 腹泻性贝毒　腰鞭毛虫产生的毒素，腹泻是此类毒素中毒的症状。进食后30分钟到几小时，会产生反胃、呕吐、腹部疼痛及腹泻等症状。

⑧ 鲍毒素　鲍的肝有感光力的色素毒素。人食用其肝及内脏后，再经日光曝晒，可能会引起皮炎反应。

95 哪些人吃海鲜应特别小心？

消化能力差的人食用海鲜时不宜与水果同时食用。二者同时食用时，不仅降低了海鲜的营养价值，而且还会引起腹胀、腹痛、恶心、呕吐等症状。这是因为海鲜中富含的蛋白质、钙会与水果中的果酸、鞣酸发生反应可能形成结石。柿子、石榴、山楂和葡萄等尤为严重，若非要食用海鲜和水果，两者应间隔4小时。

类风湿性关节炎患者食用海鲜不宜太多。因为海鲜中嘌呤碱的含量比较高，嘌呤代谢成尿酸后，会在关节或软组织中沉积，形成尿酸结晶，从而引起这些组织发炎，使关节炎的症状加重。

痛风患者食用海鲜时不宜饮酒。俗话说："海鲜配啤酒，痛风跟着走。"痛风（高尿酸血症）是一种基因控制的嘌呤代谢紊乱导致的疾病。人体中的嘌呤有两个来源，一是由人体合成，二是从食物中获得。当嘌呤代谢紊乱或尿酸排泄障碍会使得尿酸的含量增加，造成高尿酸血症。同时，大量饮酒使得尿酸的排泄减少，容易诱发痛风。

96 养殖的海鲜有药残吗？海鲜的安全性如何保障？

野生海鲜在海水中正常生活是很健康的，不需要吃药。养殖的海鲜如果养殖密度过大、种质退化、群体生病，甚至为了提高生长速度就有可能使用药物。当然使用国家标准法规目录内的药物是安全可靠的，并且国家有着严格的监测和检测体系，一旦发现有违禁使用药物，除了市场监管部门处罚以外，公安侦查大队也会介入调查是否涉嫌危害公共安全。养殖业户即便是要投入药物，也要考虑成本是否会增加，而且海鲜嫌弃含有药物的饲料有异味而不愿摄食。至于避孕药，它在海鲜中代谢很慢，危害极大，国家已严令禁止用于水产养殖，并且有着严密的监管体系。

虽然早期曾有人使用激素提高罗非鱼的雄性率，但是通过科技进步，品种选育杂交得到的罗非鱼鱼苗雄性率已高达97%～98%，已不需要使用药物来控制鱼的性别了。

有人还担心海域受到药物、重金属、有机塑料等的污染，海鲜的安全性如何保障？随着我国对海域环境的治理，进口检验检疫力度的加大，国内市场监管制度的完善，现在只要是正规渠道销售的海产品都受到日常的监管，是可以放心食用的。

海洋生物体内外来污染物浓度积累最高的部位是肝脏、鱼胆、鳃、胰腺、肠道、血液等，污染物代谢会经过这些部位，甚至会蓄积在这些部位，其浓度可能会比鱼肉里的要高。因此在对海鲜预处理时应把鳃、内脏等不可食用的或者疑似有危害的部位去除。

97 为什么不能吃淡水鱼生鱼片？

生鱼片起源于中国，最早可追溯至周朝，今流行于日本，是日本料理中最著名的一道佳肴，日本人称之为刺身。生鱼片晶莹剔透的质感加上滑嫩的口感让人垂涎欲滴，而作为配角的辣根、芥末等调味料所带来的刺激感也让人欲罢不能。生鱼片虽然美味但也存在不少安全风险，从安全角度来说，海水鱼要优于淡水鱼。

海鲜、河鲜没有煮熟而直接生吃，有很大的安全隐患，特别是淡水鱼虾可能有致病菌、寄生虫等危害。由于海水的流动性且含盐量较高，所以海水鱼受到寄生虫感染的概率相对较小，目前仅检出对人体危害轻微的异尖线虫。淡水中生活着很多种类的寄生虫，淡水鱼虾中常见的寄生虫有华支睾吸虫（又名肝吸虫）和卫氏并殖吸虫（又名肺吸虫），这些寄生虫的幼虫一旦侵入人体，在人体内可能寄生发育成成虫。肝吸虫长期寄生在人体内会造成肝胆病变，轻者出现胃肠道不适症状，重者会有肝肿大、肝区疼痛、肝硬化腹水甚至死亡。感染肺吸虫囊蚴后，肺吸虫可在人体器官内转移，如果寄居在肺部，会引起咳嗽、胸痛等。生鲜、糟醉、腌制的淡水鱼虾贝都存在很大安全隐患，应尽量不生食。

虽然海水鱼也有感染寄生虫的概率，但人体不是异尖线虫幼虫的宿主，也就是说幼虫不会在人体内长大，它们通常随着食物经过消化道排出体外，不会对人体带来严重危害，所以没有致病菌的海水鱼虾贝类可以生食。

不少人认为吃生鱼片时蘸点芥末或醋，再喝点高度数的白酒就能杀死细菌确保安全，的确芥子油有强烈的杀菌作用，但食醋、酒类虽有杀菌功效，但并不能完全彻底杀灭所有细菌，对寄生虫更是无能为力，所以应该选择安全程度高、符合生食标准的海鲜原料，由有经验的厨师来处理。

此外，吃生鱼片时，应选择正规合格的餐厅，生鱼片只有在极高的鲜度下才有生食的价值，而且在食用之前也要经过足够的时间进行冷冻处理才能灭活寄生虫。此外还应加强生食海鲜在运输、储存、加工过程中的监管，防止二次污染，确保生食海鲜处于最佳食用状态。

98 哪些海鲜的内脏可以吃?

日常生活中经常能品尝到各种各样的海鲜,如双壳的牡蛎,单壳的红螺、鲍鱼,软体鱿鱼、墨鱼和章鱼,漂亮的大龙虾,坚硬的青蟹,鲜嫩的海鲈鱼,它们不仅滋味鲜美,而且营养丰富。但是很多人在清洗处理海鲜和品尝时都有一个困惑,就是海鲜的内脏、鳃、头等这些部位可以食用吗?

可以连内脏一起吃掉的海鲜有数厘米长的小鱼和小虾、海蜇、琵琶虾(虾蛄),还有牡蛎、文蛤、蛏、蛤蜊、贻贝、小红螺、扁玉螺、小鱿鱼、毛蚶、泥蚶等贝类。

应去掉内脏再放心吃的有鲍鱼、大海螺、墨鱼、大鱿鱼、象拔蚌、魁蚶、江瑶,这些贝类内脏可能含有光敏活性物质,有些人吃后可能会引起皮肤过敏。鱼类应去掉鳃、内脏,螃蟹、大龙虾应去掉内脏。因为内脏常有异味、外形不美观、安全性也受到质疑。

当然也有一些海鲜要根据具体情况来确定,例如扇贝的内脏、中等大小的海螺内脏、鱼鳞、鱼鳍、墨鱼和章鱼的眼睛和墨囊,这些部位可以吃也可以不吃,有的人喜欢吃,有的人不喜欢吃,可以由自己来确定。

还有些海鲜比较特别,例如扇贝其可食用部分是白色的闭壳肌以及呈红色或白色的生殖腺和裙边,而黑色的消化腺最好不要食用;贻贝有一条像塑料绳一样的东西要拽掉,那是贻贝为了在海里固定自己而分泌出的蛋白质。鲅鳡鱼的胃和肝、大黄鱼的鱼鳔、鳓鱼和鲥鱼的鱼鳞等都是可以食用的。

99 织纹螺都是毒螺吗?

织纹螺俗称海丝螺、海蛳螺、麦螺或白螺等,主要分布于浙江、福建、广东等沿海。织纹螺本身并没有毒性,它致命的毒性是摄食赤潮期间河豚卵或赤潮中的有毒藻类,并蓄积这些毒素在体内,使得织纹螺中可能含有河豚毒素或麻痹性贝毒。织纹螺的毒性强度因季节和地区的不同而不同。虽然织纹螺会富集毒素,但事实上并不是所有织纹螺都是毒螺,有些织纹螺还是可以食用。国家对海洋中的渔获物有例行监测,随时发布捕捞海域海鲜的毒素风险,所以市场上允许售卖的海鲜都是安全的。

100 海蜇有毒怎么还可以吃?

　　海蜇属于根口水母目、根口水母科、海蜇属,从分类上可以知道海蜇只是水母这个大家族中的一员。海蜇外观像是一把雨伞,通体呈半透明,海蜇伞面直径几十厘米,最大可达1米之巨,加工后称为海蜇皮。伞面下方,口腕处(伞柄)有许多棒状和丝状触须,上有密集刺丝囊,人手触及时可释放毒液以便麻痹敌害,也就是能蜇人。毒液成分复杂,主要是5-羟基胺、组胺、毒肽蛋白、酶等。即使海蜇已经死亡,毒液还会在海蜇里存留几十个小时。口腕加工后称为海蜇头。

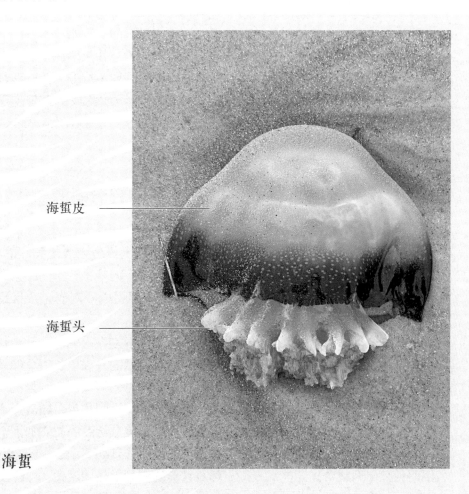

海蜇皮————

海蜇头————

海蜇

在海边游玩时千万不要用手触碰海蜇，假如被海蜇蜇伤了，切勿用淡水冲洗，因为淡水会促使刺胞加快释放毒液。应尽快用毛巾、衣服、泥沙擦去黏附在皮肤上的触手或毒液，用海水冲洗。有条件者可用酒精或碱性洗液冲洗患处，如10%碳酸氢钠等。对皮损面积大、全身反应严重者，要及时送去医院治疗。

海蜇口腕虽然有毒，但是经过明矾和食盐处理后，可以使毒素失去活性，加工成可口的美味。鲜活海蜇伞面没有毒素，可以取来直接切碎凉拌，口感味道像是吃凉粉。

海蜇含水96%以上，这些水分与蛋白质紧密结合，日晒和加热都不能使其脱水，但是遇到食盐和明矾就会减弱水与蛋白质的结合力，水分就会流出来。真是一物降一物，民间利用这个方法腌制的海蜇可以长期贮藏。

鲜活海蜇经过食盐加明矾盐渍三次（俗称"三矾"）、脱水三次，才能让毒素随水排净。加工的关键技术在于食盐和明矾的用量，如果明矾量过多，则容易脆裂；明矾量太少，则不松脆。经过食盐和明矾处理三次的海蜇呈浅红或浅黄色，厚薄均匀且有韧性，用力挤压也挤不出水。优质的成品海蜇皮是微黄色，海蜇头是淡红色。经过"三矾"处理的海蜇，食用前要用清水浸泡、漂洗，脱去盐和明矾。

101 为什么鱼虾的头或鳍刺破手会有麻痛的感觉？

海蟹、大虾、琵琶虾、海蜇、赤魟（魔鬼鱼、老板鱼）等是美味的食材，我们在清洗处理这些鲜活品时，如果不小心被虾头上的虾枪、蟹的尖角、硬鱼鳍等戳破皮肤，会感觉到特别的痛，甚至有麻痹感和剧烈刺痛感，这是为什么呢？

原来鱼虾的尖刺、牙、鳍等部位有毒腺，当毒液进入人体内，就会在体内发生生物化学反应引起肿胀疼痛。另外，海虾、海蟹的外壳以及海鱼的牙、鳍等部位可能会附着海洋创伤弧菌，这是一种海洋常见致病细菌。一旦洗海鲜时手被锋利的头、鳍、尾刺伤，这些细菌就会通过伤口进到体内，随着血液快速传播到全身，50%～70%患者会在1～2天内出现皮肤坏死、脓毒血症，进而引起呼吸困难、多脏器功能衰竭、休克等。所以海洋创伤弧菌还有一个吓人的名字叫做噬肉菌或食肉菌，几乎每年都有这样的病例被新闻报道。

那如何避免这种情况呢？对待活体的海鲜，一定要固定住、控制住，不使它们乱动；对于鲜品来说，要小心操作，不要碰到尖锐的棘刺；必要时戴上手套操作，以便防滑、防刺、防咬。海鲜加热做熟了，这些毒素就被破坏掉了，细菌也被杀死了，因此被熟海鲜扎一下就没那么严重。

102 "油鱼"冒牌"鳕鱼"

鳕鱼是一种鲜美的海鲜食材，因其出众的口感和营养价值而广受欢迎。但是，并不是市场上所有的鳕鱼都适合我们食用，因为有一种很像鳕鱼的鱼，吃了它可能引发油性腹泻，这种鱼便是"油鱼"。

所谓"油鱼"，是异鳞蛇鲭和棘鳞蛇鲭两种蛇鲭科鱼类的俗称。这两种鱼类口感十分细嫩爽滑，其鱼肉和内脏中含有大量人类难以消化的蜡酯，若一次性摄入过多，又不被消化掉便会蓄积在我们肠道里，因其具有良好的润滑性，就会不受控制地排泄出来。会引发胃痉挛、油性腹泻等不适状况，严重者可能引发脂溢性脱发和皮肤损伤等症状。不同人群对蜡酯的反应情况有所不同，但根据相关研究结果表明，若一次性摄入半斤这种鱼肉，大概率会引发油性腹泻。

蜡酯是长链脂肪酸和一元长链脂肪醇相结合的中性油脂。蜡酯是深海生物的重要组成成分，可以提供浮力，让鱼在深水中保持静止而不消耗多余的能量。富含蜡酯的海洋鱼类以异鳞蛇鲭、棘鳞蛇鲭两种"油鱼"最为常见，还有胸棘鲷和海鲂等鱼。以"油鱼"鱼肉为原料，在大鼠、猫等动物身上进行实验，结果实验动物食用后出现腹泻，也有致死的情况。对于人体来说，食用140～260g"油鱼"鱼肉会有腹泻发生。

油鱼被切成鱼段后，外观与鳕鱼段十分相似，消费者难以分辨。油鱼常常冒充鳕鱼产品在市场上低价销售，冠名为"圆鳕鱼""龙鳕鱼""白金枪鱼"等名称。此外，还有直接以"油甘鱼""香油鱼"等名字出售的产品，其真实身份都是异鳞蛇鲭或棘鳞蛇鲭。

油鱼在市场上以假乱真的情况防不胜防，近些年来，国内外均有大量因误食"油鱼"而引发的食品安全事件见诸报端。美国食品及药品管理局曾在10年内报道了218起相关事件，最严重的曾一次性造成148人出现中毒症状。油鱼在日本、韩国、意大利等国已被全面禁止销售。在我国还没有明确的法规禁止销售。

103 隔夜海鲜还能吃吗?

节约一直以来都是中华民族的传统美德。那隔夜的海鲜还能吃吗?

剩饭剩菜隔夜长时间放置,微生物会生长繁殖,尤其是蛋白质丰富的海鲜更容易滋生微生物。隔夜放置的海鲜在经过100℃的高温加热后,普通细菌、病毒和寄生虫几分钟即可被杀灭,但万一有产生毒素的肉毒梭菌就麻烦了,因为海鲜中细菌产生的毒素,加热是不能破坏分解它的。

如果要安全食用隔夜海鲜,可以将当天未食用完的海鲜加热完全,密封后冷却到常温,放入冰箱冷藏或者冷冻室储藏,再次食用前对其充分加热就可以放心食用了。

食用隔夜海鲜有风险,应尽量不食用。

思考题

1.为什么新鲜海蜇需要经过处理才能食用?

2.为什么吃海鲜会过敏?吃海鲜过敏会有哪些症状?

3.哪些海鲜死了不能吃?

4.你知道哪些海鲜是“有毒”的?常见海鲜毒素有哪些?

5.海鲜的保藏和安全性有什么关系吗?

6.引起海鲜腐败变质的原因有哪些?

7.河豚的上市销售需要符合哪些条件?

参考文献

[1] 龚玺. 养殖河豚鱼肉营养品质研究 [D]. 上海海洋大学,2011.

[2] 于闯,雍凌,李振兴,高翔,林航,林洪. 从过敏原危害评估食物过敏风险 [J]. 中国食品卫生杂志,2021,33(03):383-391.

[3] 晓霞. 食用海鲜“三不宜” [J]. 新农村,2002,10:29.

[4] 熊苗,加文. 怎样吃海鲜才健康 [J]. 中老年保健,2012,09:28-29.

[5] 姬华. 对虾中食源性弧菌预测模型建立及风险评估 [D]. 江南大学,2012.

[6] 王明义，胡成进. 创伤弧菌致病性及其毒力因子研究进展[J]. 中国微生态学杂志，2017，29（12）：1470-1473.

[7] 刘晓萍，于业军，张克. 中国沿海常见棘毒鱼类的毒性研究——日本鬼鲉背鳍棘中的毒腺结构[J]. 海洋与湖沼，1999（06）：597-603.

[8] 李志皓. 半干即食海蜇的研制[D]. 中国海洋大学，2013.

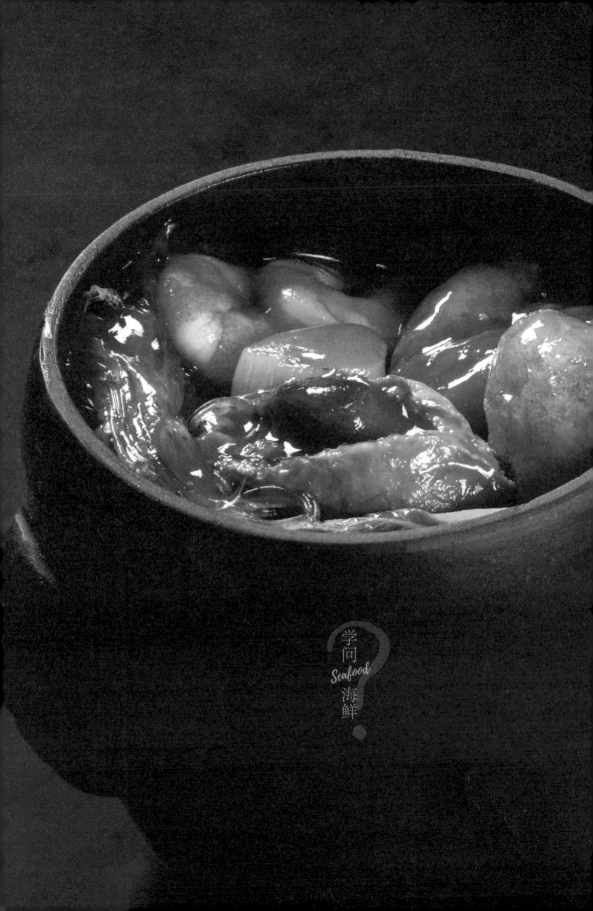

学问
Seafood
海鲜

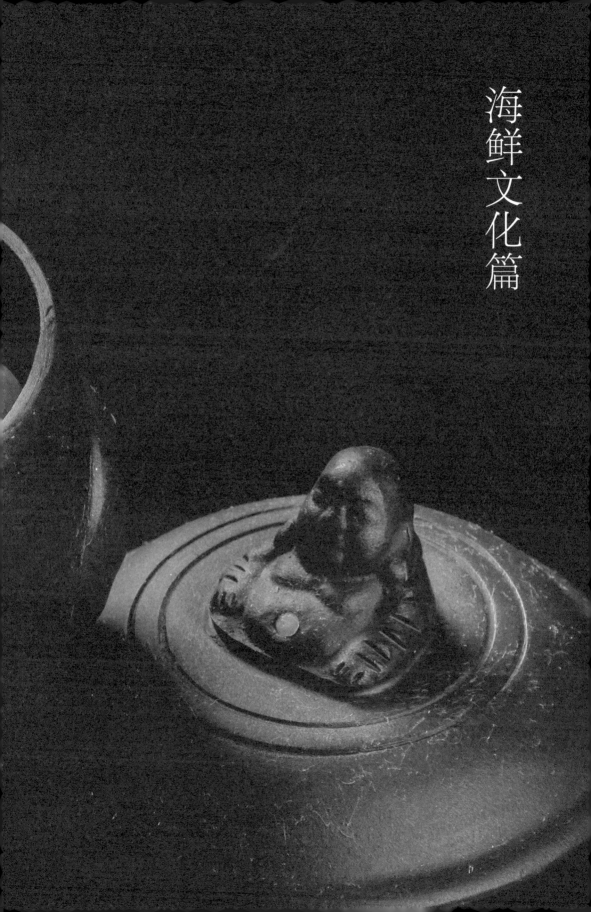

海鮮文化篇

在远古时代鱼就是吉祥的代表，最具代表性的是除夕年夜饭家家户户都会上一个有头有尾完整的大鱼，寓意年年有鱼（余）、吉庆有余，鱼是过年的吉祥物也是吉祥语。平时，大家常说鲤鱼跳龙门，表达了人们渴望生活质变飞跃的美好愿望。鱼米之乡，寓意生活富庶、环境美好。山珍海味是指山野和海水出产的各种珍贵食品，指丰富的菜肴。总之，鱼是大家聚餐时最想吃的、达成度最高的食物。

我们先人很早就开始捕鱼，并且认识到了鱼的鲜美，从西周开始就已经有吃鱼的记载，捕鱼比起狩猎要安全得多，也容易得多，当然这里指的是淡水鱼。到了明清朝代，航海技术、造船技术、捕鱼工具的发展，使得海鲜的捕获能力逐渐提高，沿海渔民才开始多起来。

我国海疆辽阔，海鲜种类繁多，渔业资源丰富。据统计，我国有海洋鱼类1700余种，其中可以食用，有经济价值的鱼类约300种，产量较高的有70多种。此外，还有藻类约2000种、甲壳类近1000种、头足类约90种。我国海鲜加工历史悠久，加工方式多样，传统加工主要指腌制、干制、熏制、糟制和发酵等，现代加工主要有鱼糜制品、即食食品、罐装制品和冷冻制品。

海鲜用它们甘甜鲜美的口味牢牢锁住了人们的胃，在美食界奠定了无法撼动的地位。在我国漫长的历史长河中，海鲜文化已演变成为中华文明中的一颗璀璨明珠，我国各地方特色的海鲜吃法早已和当地独特的人文风俗融合在一起。随着食客们的口口相传，将大众喜闻乐见的海鲜故事传播华夏大地，形成璀璨的文化印记。

海鲜也体现了不同国家和民族独具特色的饮食文化。日本料理中的刺身文化、法国的"蚝门"盛宴、英国的炸鱼薯条，从这些特色美食中可以反映出一个国家饮食文化的风貌和历史脉络。

吃海鲜，不仅是味蕾的满足，还蕴藏着你想不到的文化。

吃海鲜，长学问，让我们一起去感受海鲜的文化魅力吧。

104 吃虾去壳小技巧

虾的外壳虽然可以吃，但是10cm以上的大虾壳质太硬，建议把虾壳剥掉后只吃虾肉。很多人都是将虾壳从虾头开始一节一节剥开，既麻烦又费力。要想优雅快速把虾壳剥干净，只需要三步。

第一步，先将大虾的第三节虾壳用手轻轻地环剥掉，这样整个虾壳就被从中间分开成了独立的两个部分。虾壳的第三节可以说是虾连接全身的一个关键点，就像是蛇的七寸一样。

第二步，一只手捏住虾的上半身，另一手抓住虾尾下拉，就能轻松把虾的下半身虾壳从虾肉上剥下来。

第三步，同样，我们再一手抓住虾的下半部，另一只手捏住虾的上两节虾壳和虾头，左右拧转几下，就可以把剩余的虾头和虾壳剥下来了。要注意的是，第一步时不要先把虾头去掉，应在第三步再去头。

这样剥下来的虾壳，可以在盘子上复原成一只整虾的形状。等你吃虾时试一下吧。

105 皮皮虾去壳小技巧

皮皮虾学名口虾蛄，俗名又叫爬虾、虾爬子、琵琶虾，其营养丰富，味道鲜美，很多人都爱吃，也是大家喜爱的"网红"海鲜之一。虽然皮皮虾味道好，但想快速便捷地将它的皮剥去还真是一件难事，不小心还会被刺伤手指或扎到嘴巴。

第一个方法：首先把熟虾尾部左右两侧的小爪扭掉，然后把尾部再拧掉。用一根筷子从尾部贴着虾壳背部内侧插到虾头附近，一只手握紧筷子，用另一只手掀开外壳，两手同时反方向用力，背部整个壳就揭开了。

第二个方法：首先将皮皮虾肉不多的头扭掉。将尾部的两个小爪也扭掉，再摘掉皮皮虾腹部的每一个拨水的小脚。这时就很容易把皮皮虾腹部和肌肉分开，然后用剪刀或者手将背部的壳分离开，一个完整的皮皮虾肉就出现了。

106 蒸煮后的牡蛎为什么不开口?

牡蛎，又称海蛎子、生蚝、蚝。双壳贝类海鲜，活着时双壳都是呈紧闭状态。最适宜的加工方式是蒸，在加热过程中，高温导致贝类闭壳肌松弛，无力收紧贝壳而使贝壳张开。一般来说，蒸熟的牡蛎是张开口的，但也会发现有些牡蛎蒸熟后仍不开口，这就令人犯难了，原因是什么呢? 怎么食用呢?

原因可能是蒸的时间不够，这就需要再回锅延长蒸制时间。若是延长时间还没有效果的话，这种牡蛎就不建议再食用了，因为可能在蒸前就已经死亡了，已死亡及即将死亡的牡蛎在蒸后是不会开口的。

如果蒸煮过度，牡蛎壳就会张开，且张口很大，这会造成汁水的流失。因此有经验的渔民，会严格掌握蒸煮时间，既把牡蛎蒸熟，又不让牡蛎完全开口，而是让牡蛎微微开一个小缝，这绝对是一个技术活。对微微开口的牡蛎和仅有的几个没开口的牡蛎，可以用小刀撬开贝壳，打开取肉。蒸前要注意观察牡蛎的两个壳大小不一样，应把平面进上，以防蒸熟后汁水随开口流掉。

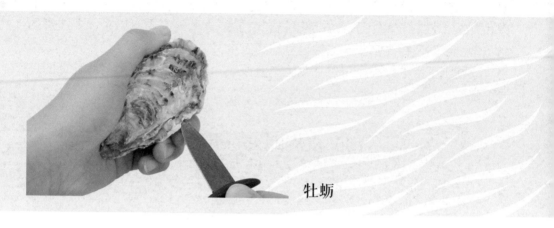

牡蛎

107 海水晶可以替代海水暂养海鲜吗？

海水晶是一种白色颗粒或粉末，由氯化钠、硫酸镁、氯化镁、氯化钙等无机盐配合而成。它是将海水蒸发、浓缩、干燥后生产出来的，保留了海水的固形物成分。

考虑到从海水生产海水晶成本太高，现在基本是根据海水的化学组成，用氯化钠、硫酸镁、氯化镁、氯化钙、氯化钾等无机化合物按照比例复配，再根据需要添加锰、锌等微量元素。

在内陆缺少海水的地域，将海水晶按照3%的比例溶解于淡水中即可变成人工海水，可以满足海鲜如鱼、虾、蟹、贝类等养殖和保活的需要；还可用于鲜活海鲜长途运输，酒店、水族馆、家庭养殖海鲜对海水的需求。海水晶价格便宜且使用方便，合理使用海水晶对人体没有危害，所以海水晶可以替代海水暂时存储或养殖海鲜。

当然所使用的氯化钠、硫酸镁等化合物应符合食品添加剂标准，淡水应符合饮用水标准，这样使用海水晶才对人体没有危害。

108 当生鱼片遇上芥末

我们的祖先吃生鱼片的历史相当悠久，周朝就已有吃生鱼片（鱼脍）的记载。吃生鱼片的最佳调料当属芥末，但也有人用辣根、山葵，这三种外观、颜色、辣味极为相近的调料有什么区别呢？

辣根原产地在欧洲的东部和土耳其，也被称之为西洋山葵、西洋山嵛菜，其原料的特点是无毛根，肉质肥大。磨碎后储存，吃烤肉或奶油食品，可以放入调味。辣根的味道与山葵很接近，原本是淡黄色，商品辣根多用色素调成绿色。

山葵是日式料理的调料，颜色呈青色。生长环境苛刻，周期长达2年以上，量少价高。新鲜山葵的根部味道纯正，但破碎后15分钟开始味道会下降，通常是现磨现用。

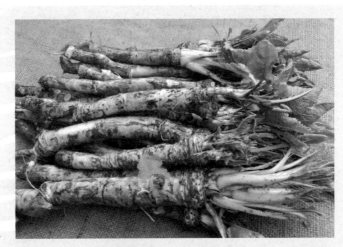

辣根

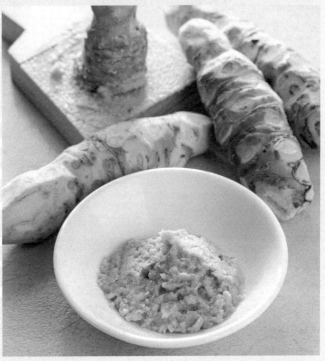

山葵

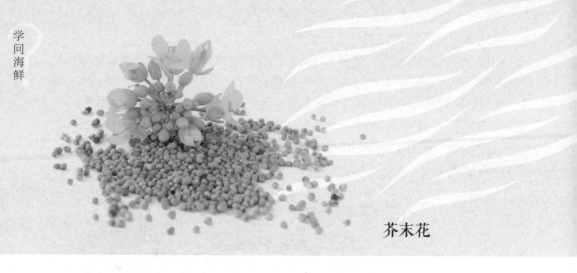

芥末花

芥末原产中国，是芥菜的种子，研磨后得到黄色的酱料。味道比较淡，不像辣根和山葵冲鼻。《仪礼》中"炙南醢以西。豕胾。芥酱。鱼脍"，其中的芥酱，就是黄色的芥末酱。

以上三种的主要辛辣成分是芥末油，芥末油可以促进唾液和胃液的分泌，有开胃的作用。芥末油中的异硫氰酸仅能抑制食品中霉菌和其他细菌的生长，但不能杀灭微生物，同时也不能杀死寄生虫。

所以辣根、山葵、芥末不是同一物种。辣根是西方的芥末，山葵是日本常用调料，芥末是我国芥菜的种子。这三种调料都可以在国内买到。

109 鱼子酱，从高雅到通俗

鱼子酱，是鱼卵腌制的产品。用大马哈鱼卵加工制成的称为红鱼子，用鲟鱼卵制成的称为黑鱼子。颜色从淡灰到灰黑，有闪着黑金色的光泽，还有橘红色，这两种鱼子都属于海珍品。鲌鱼子、大黄鱼子、墨鱼蛋等也是常见的鱼子。鱼子有很高的营养价值，含有卵清蛋白、球蛋白、黏蛋白等人体所需的营养成分，而且味道鲜美。但是鲇鱼、河豚等少数鱼的卵有毒应忌吃。

在俄国人提出"鱼子酱是最优质的食物"的19世纪之前，它是非常普通的海鲜，人们可以在寻常百姓的餐桌上吃到。自俄罗斯的海域里可以捕获鲟鱼后，鱼子酱快速地传入欧洲，并被许多上流人物所接受，从而导致了鱼子酱身价倍增。如今，随着生物技术的大力发展，鲟鱼成活率得到大大提高，养殖成本大大下降。我国千岛湖养殖的鲟鱼全世界规模最大，生产的鲟鱼鱼子酱占据了全球市场的80%。鲟鱼性成熟需要七年之久，性腺成熟后把鱼杀死取卵，原本一条鱼只能取卵一次，而现在我国发明了人工辅助产卵技术，对性成熟的鱼活体取卵，并且一生中可多次取卵，因此成本比以前下降很多，具备了极强的国际贸易竞争力。同时逐渐变成普通消费者也可以享受到的美食。

　　鱼子从营养的角度来说，孩子吃些是无妨的，有些老年人说小朋友吃鱼子会不识数，会变笨，这是没有什么科学道理的。反而多吃鱼子，有利于促进发育、增强体质、健脑益智。

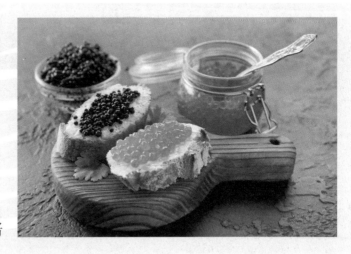

面包配鱼子酱

110 海鲜粥

　　海鲜粥已经成为广东、广西、福建、台湾、香港、海南等地的主打美食之一。它是以大米和虾仁等各类海鲜熬煮的粥。

　　海鲜粥最初只是南方沿海渔民家的便饭。在忙于捕捞的时节，渔民们早出晚归，耕海种地没有多余的时间在做饭上花费时间，于是简单、便捷又不失美味的海鲜粥便应运而生。随着文化交流，美味可口的海鲜粥由民间走向餐馆、由海边走向内地。

　　海鲜粥，主要围绕一个"鲜"字，因而在选材上颇有讲究。虾、贝、螺、沙虫、螃蟹、鱿鱼、鱼肉等都可入锅。在准备好的砂锅中加入适量的清水和大米，提前煮熟。煮好白粥后再加入海鲜，继续熬煮一段时间，将海鲜煮熟，这时海鲜的鲜味就渗到米粒和汤中。用来熬制的主食材以新鲜为主，越是鲜活，熬制出来的粥就越鲜甜。现也有采用干海鲜或冷冻海鲜的。熬制海鲜粥的锅最好选用砂锅，砂锅导热速度慢，更有利于延长粥的保温时效。喝海鲜粥不仅能滋补脾胃、清肺还能滋润肌肤。

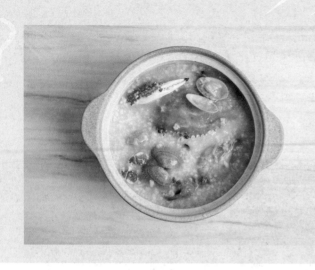

海鲜粥

111 土笋冻

　　土笋冻起源于福建省泉州市，是一种色香味俱佳的特色传统风味小吃。很多人认为是竹笋经过冻制而成，其实不然。它的主要原料是一种蠕虫，学名叫"星虫"，生长在江河入海处咸淡水交汇处的滩涂。它外形粗陋，颜色黑褐。经过熬煮，虫体所含胶质溶入水中，冷却后即凝结成块状胶冻，其味美甘鲜。

　　有一首福建人耳熟能详的闽南语歌曲："土笋冻呀土笋冻，最最好吃真正港（正宗），天脚（底）下，笼（全）都真稀罕，独独咱家乡出这项……酸醋芥末芫菜香，鸡鸭鱼肉阮（我）都无稀罕，特别爱咱家乡土笋冻，哇，哇，想做土笋冻。"大多数福建人对于土笋冻的喜好与生俱来，深入骨髓，无论街边小摊，还是饭店酒楼，随处可见这道小吃，称得上是当地人茶余饭后最爱的一种消遣美味，也是不少靠海吃海的渔民养家糊口的手艺活儿。

　　星虫营养丰富，富含蛋白质、多种氨基酸，钙、磷、铁等微量元素和能够调节大脑功能的牛磺酸等多种成分，肉质厚实故有"海滩香肠"的美誉，"山里有冬虫，海里有星虫"体现了土笋冻极高的营养价值。土笋不但可以制成胶冻，还可以和瘦肉、菌菇、紫菜等煲汤，不少人家更是直接和韭菜、芹菜或是大葱一起爆炒，特别下饭。

　　关于土笋冻的起源有传说古代驻军粮食紧缺，遂捕捉滩涂上的跳跳鱼、小蟹、土笋下锅煮汤，没有及时食用的土笋汤冷却凝结成冻，食之美味无比，从此土笋冻便流传开来。上好的土笋冻成白亮色，无异味，蘸上蒜蓉、酱、醋等调汁，感觉凉凉的，胶原润润的，土笋脆脆的。

112 蚵蛎煎

　　蚵蛎煎又名海蛎煎，是福建、台湾和潮汕地区的特色小吃，也是家家户户办酒席时的首选必备菜。据传来自民间创意料理，在粮食短缺困境下发明的饱食之物，一直流传至今。

　　闽南及台湾一带称牡蛎为"蚵仔"。具体做法是把牡蛎洗净，加入切碎的韭菜，经改良后又加入了鸡蛋，最后用稀释的番薯粉作为黏合剂搅拌在一起，入油锅煎至金黄。海蛎煎的做法看似很简单，但要做好并不容易。要求"大鼎猛火厚油膀"，煎制温度越高，就越是外酥里嫩。台湾的蚵蛎煎与福建闽南地区特别是泉州的蚵蛎煎制作技法高度一致。

　　近年来，随着旅游和文化交流，蚵蛎煎名声大噪，已然成为闽台的旅游招牌之一，成为闽台饮食文化的一张名片。

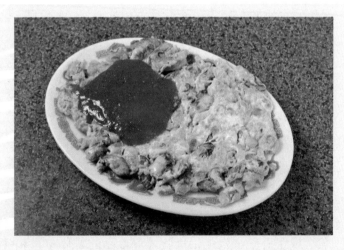

蚵蛎煎

113 佛跳墙

　　佛跳墙发源于福建福州，又名满坛香、福寿全，被誉为"天下第一汤"，在福建有不少餐厅烹制这道美食。相传清朝有一个秀才品尝过后触发诗兴，便吟道：坛启荤香飘四邻，佛闻弃禅跳墙来。在福州话中，福寿全和佛跳墙发音

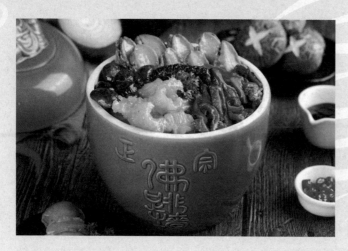

佛跳墙

又是差不多的。于是佛跳墙便成了此菜的正名，到今天已有数百年的历史。

最初民间的佛跳墙只有几种食材，清道光年间福州聚春园菜馆老板郑春发进行了改良，形成鸭肫、老母鸡、猪脚、猪肚、番鸭、香菇、蛏干、目鱼干、鹌鹑蛋的配方，其中只有蛏干（干蛏肉）、目鱼干（干比目鱼）是海鲜。

20世纪80年代，又进行升级改良，添加了鲍、参、翅、肚、瑶柱等昂贵海珍品，辅以鸭胸肉、火腿、花菇、鸽蛋、冬笋，用鸡汤熬炖，成为今天的佛跳墙。佛跳墙是一种荤素搭配的菜品。各种材料的味道相得益彰，受到广大食客的青睐。

佛跳墙用到的食材繁多，烹饪工序也非常复杂，耗时长，操作难度大。对于不会做又不想去餐馆品尝的食客，方便、快捷的佛跳墙预制菜便成为一个最佳选择。工业化生产的佛跳墙预制菜（加热即可食用）的价格要比餐馆便宜，但菜品质量可能参差不齐，这就需要饮食行业尽快制定发布佛跳墙产品质量标准，规定海参、鲍鱼、鱼肚等海珍品的具体重量和品质，规范约束企业行为，保证食材和上市产品的数量和质量。

114 呛蟹，极咸的蟹

呛蟹是江浙及上海著名本帮菜之一，其最佳原材料是活体梭子蟹。成品口感细腻、滋味咸鲜，蘸着米醋和生姜末吃到嘴里香滑可口，鲜咸合为一体，开胃下饭。逢年过节时餐桌食物尤其丰盛，菜品过于油腻，这时候呛蟹就可以帮助减轻油腻感。

　　呛蟹的制作简单但有技巧，活梭子蟹刷洗干净，蟹壳朝下分层叠装进坛子，按照两斤水一斤盐的比例配制盐水，并浸没螃蟹。夏季腌制4～6小时，冬季可适当延长。捞出后用保鲜袋分别包装直接速冻。虽然呛蟹是腌过的，但还是生鲜的，生食时只能吃蟹肉，不要吃内脏，最好加热后食用，以确保卫生安全。呛蟹的含盐量实在是太高了，因此仅仅品尝一点点即可，千万不要一次进食太多。

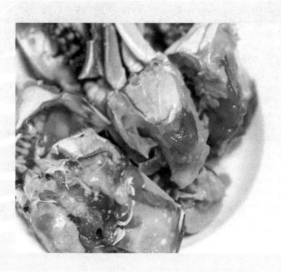

呛蟹

115 鱿鱼米是什么米？乌鱼蛋是什么蛋？

　　"鱿鱼米"特指小鱿鱼胴腔中像米一样的填充物，实际上是小鱿鱼的卵粒。

　　小鱿鱼也叫笔管鱼，学名日本枪乌贼，在烧熟后鱼卵会变成透明的圆形颗粒，看上去和吃起来如同米饭一般，营养也丰富。

　　乌鱼，也叫墨鱼，学名乌贼。乌鱼蛋不是乌鱼下的蛋，而是其缠卵腺，其形状、颜色、尺寸看似像鸡蛋或鸽蛋，不仅味道鲜美，且营养丰富。食用前先将乌鱼蛋用清水洗净，然后放入开水中烫漂，捞出放入凉水中洗去外皮，用手将蛋体一片一片地撕开，即可烹调，可以用来烩食或者做汤，也可以与蔬菜一

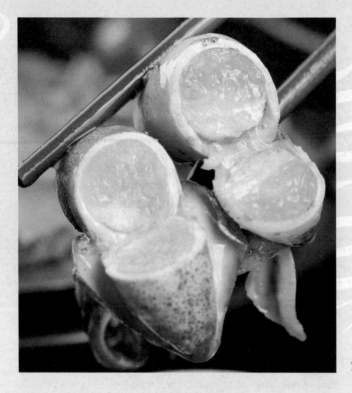

鱿鱼米

起烹炒。乌鱼蛋是鲁菜中一道美味可口的传统名肴，被称为海珍品。乌鱼蛋汤曾被列为皇室贡品。

116 海里的知了能吃吗?

　　大家可能都见过树上的知了，也叫蝉，有一些人喜欢晚上去树上捕捉回来，把它当做美食。海里也有知了，海边人称之为海知了，也叫它海蝉蟹或海蝉虾，是山东南部沿海人们喜爱的一道海鲜美食。21世纪以来，海知了人工苗种繁育技术获得突破，日照连续多年向海区投放苗种增殖放流，海知了种群不断扩大，以至于青岛海域也出现了大量的海知了，赶海人挖取后把它作为美食享用。

　　大家都知道树上的知了属于昆虫类，而海里的知了则属于甲壳类，外观和虾蟹相似，从亲缘关系上说，海知了和蟹类更接近，它是介于虾蟹之间的一种异尾类海洋生物。海知了也是在不断蜕皮中生长的，而且它的生长速度极慢，从出生到长至3～5厘米大小，需要4～5年的时间。

知了和海知了两者不仅外形比较相似，烹饪方法也基本相同，都是用油酥炸，使其酥酥脆脆、鲜香可口。由于海知了的壳极薄，所以烹饪后可以连壳整体食用，不像吃虾蟹那样麻烦，还需要剥壳，但营养价值一点也不比虾蟹差。

117 三丝敲鱼，敲出来的鱼

三丝敲鱼是浙江温州著名的特色菜。敲鱼，顾名思义，它的制作方法就是把鱼肉敲开。鱼的种类不限，多肉少刺即可，如花鲈、大黄鱼、鮸鱼、马面鲀等。作为温州民间的传统佳肴，敲鱼相传已有百余年历史，至今每到逢年过节、亲朋相聚，敲鱼常被用来款待客人。

"三丝敲鱼"的来历极具地方特色，相传温州有一位老方丈，赴福建取经不幸遇风浪遇难，寺中小和尚带木鱼乘船到师父遇难的地方为其念经超度，七七四十九天，海面上浮起了许多磷光闪闪的黄鱼。小和尚想起了师父出行时穿的那身黄色袈裟，心想是这些黄鱼对师傅不利的，即捞起黄鱼剥皮去骨放在木鱼上狠狠地敲打起来，最后敲成了薄饼状的鱼片。归程路上，船上渔夫取了一些敲打的薄鱼片切丝熬汤，没想到汤味异常鲜美，于是"敲鱼"迅速流传开来。

如今温州人家家户户几乎都会做敲鱼。鲜鱼去皮剔骨后从背部将鱼剖成两半，再切成5cm见方、厚0.5cm左右的鱼片，蘸上淀粉，在砧板上用擀面杖慢慢敲成薄如蝉翼的圆片，放在沸水里煮熟，过冷水漂凉，切成宽1～2cm的长条，烹调时佐以调味品与配料。后经过工艺改进提高，加上了鸡丝、火腿丝、香菇和烧熟的青菜心，便成了滑爽、崩脆、细腻、鲜甜的三丝敲鱼了。

118 有馅的福州鱼丸

福州鱼丸是传统地方名菜，特点是以鱼肉做外皮猪肉为馅的丸子，又称"鱼圆""鱼脯"。它具有色泽洁白、富有弹性和口味清爽等特点。鱼丸的主要选料是鳗鱼、马鲛等海水鱼。将它们捣成鱼糜，加优质薯粉调制成丸子外皮，用精猪肉、虾仁等作馅，包成丸子。久煮不变形，玲珑晶亮，滑润清脆，弹性十足，味道鲜美。

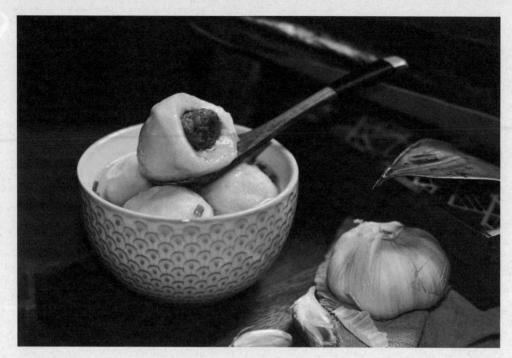

福州鱼丸

　　相传古时闽江之畔，一天有位商人搭渔船经商，途中遇到台风耽搁了数日，粮断了只能以鱼当饭。商人叹：天天有鱼，食之生厌。船妇道：船上无粮了，唯有薯粉一包。船妇于是把刚钓到的一条大鳗鱼除刺剁碎，加上薯粉制成丸子，煮熟一尝别有风味。后来这位商人回到福州便在城里开设了一家"七星小食店"，聘请这位船妇为厨师。一位上京应考的学子路过此店就餐，店主便捧出鱼丸热情款待。学子食后，颇觉味道极美，便题赠一诗：点点星斗布空稀，玉露甘香游客迷。南疆虽有千秋饮，难得七星沁诗脾。店主将诗挂在店堂上，宾客齐来品尝鱼丸。从此生意兴隆，小店日日春风。"七星鱼丸"也从此得名。

　　福州临海，水产丰富，近千年来鱼丸渐渐成为福州鱼制品小吃的主力，广受好评。福州有"没有鱼丸不成席"之说。福州办酒席，客人都要"夹酒包"。过去"酒包"中都有鱼丸，个头有小孩子拳头大，"夹"回家，要切成小块，大家吃。也有人爱吃无馅的小鱼丸，专门请人特制，其弹性非常强。如今福州街巷到处都有鱼丸摊店，郊县的长乐、福清等地也有食鱼丸之俗。除店面外，还有走街串巷叫卖者，他们以调羹敲打小碗招来顾客。作为地方特色风味小吃，外地人到福州也多以品尝鱼丸为乐。

119 为什么称生腌虾蟹为"毒药"?

凡是吃过生腌海虾或海蟹的人都会爱上这个味道，无法自拔，犹如中毒一般，因此有"毒药"之美誉。在潮汕，常见的生腌海鲜有虾蛄（濑尿虾）、蟹类、虾、血蛤、贝类等。生腌可最大限度保留海虾或海蟹的鲜味。

用于生腌的海虾或海蟹必须是鲜活的，洗干净后，切块，放入腌料液中，盖上盖子密封，于冷藏温度下放置1～12小时即可食用。

腌料液的做法是取一可密封的容器倒入凉白开水，放入适量食盐、老抽、生抽、料酒、砂糖、鸡精、花椒、蒜瓣、葱末、香菜末、辣椒、生姜等，搅拌均匀，煮沸，放凉备用。

由于生鲜原料没有加热消毒环节，因此应特别注意食材的卫生，生吃的鲜活海鲜必须来源于清洁水域或者检测合格，严格控制制作过程的卫生。

尽管生腌虾蟹味道鲜美，但在吃生腌这类不经加热烹调的海鲜时一定要慎重，否则可能会引起食源性致病菌中毒。海鲜再美还是建议煮熟后放凉再食用更安全。

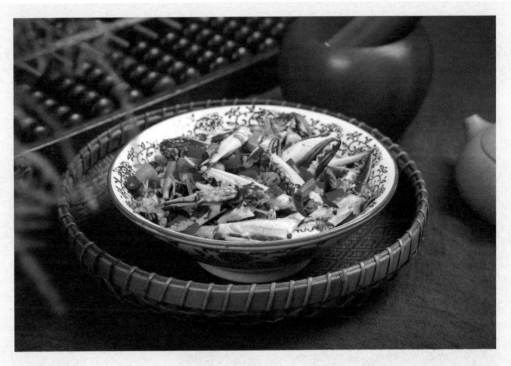

生腌蟹腿

120 鱼饭是只有鱼没有米的饭

鱼饭，也称"熟鱼""冻鱼"，是用盐水煮熟的新鲜海鱼。很多人仅凭鱼饭这两个字，还以为是鱼+饭的组合，其实这是潮汕地区的民俗。

鱼饭与潮汕疍家人（亦称水上人家）生活习俗有关。古疍家人仅以鱼虾蛤等海物为食，不依赖麦、粟等粒状粮食。潮汕人临海而居，鱼在日常生活中便有了特殊的地位，"鱼饭"的意思是"以鱼当饭"，将鱼提升到了和米同样的地位。

传统上用于制作鱼饭的鱼主要是近海中上层低值鱼，如有巴浪鱼（蓝圆鲹）、花仙（鲐鱼）、乌头鱼（鲻鱼）、秋刀鱼、青鲈鱼、黄墙鱼（黄鳍鲷）、红鱼、阔目鱼（竹荚鱼）等。捕获回的海水鱼，不需去鳞和内脏，装在干净的竹篮里，摆放时鱼尾放在中间，鱼头在边沿，沿同一方向摆成花环状，在鱼上面均匀撒上一层粗海盐，然后再交叉放上一层鱼，再撒盐。使鱼与鱼之间有空隙，然后在大锅中放入水，按10∶1的比例加入盐煮沸后，取出再将装满鱼的竹篮放进清水中煮10～15分钟，取出后沥水，然后放在通风处晾干。因为是煮熟的鱼，所以也称"熟鱼"。又因为是放凉后再售卖，所以也称"冻鱼"。鱼的外表富有光泽，鱼身坚挺硬直，鱼肉有坚实感，肉色洁白，味鲜甜的为优级品。鱼饭一般可保存3～5天，如果冷冻或冷藏，则保质期更长。

由于原料鱼非常新鲜，采用低盐水煮，鱼肉鲜味甜味物质缓慢释放，形成独特的甜鲜，有天下第一鲜的美称。

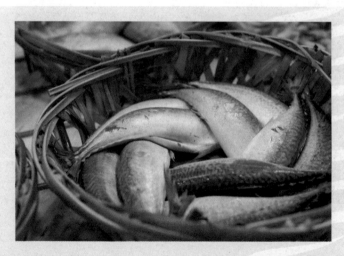

鱼饭

121 醉泥螺，泡在酒缸里的螺

　　醉泥螺简称醉螺，是江浙地区的著名小吃。以盐城伍佑醉螺名气最大，酒香浓郁、咸甜适宜、清脆爽口、细嫩鲜美，尤其是醉螺饱含的乳白色油状蛋白质更是鲜美无比，食之难忘。在宁波有流传"宁波下饭有三宝，咸齑炝蟹泥螺好"。醉泥螺是宁波人心目中最亲切、最草根又最引以为豪的一道美食。泥螺古称吐铁。中秋时节的"桂花泥螺"更受老食客青睐。

　　泥螺味道极其鲜美，好食材成就了好味道的一半，另一半就是腌制的手艺。首道工序是盐浸去泥，将挑出来的泥螺清洗后加入盐水，迅速搅拌直至产生泡沫，通过静置把泥螺体内的泥沙逼出体外。接下来，把洗净的泥螺倒入缸内，加入酒、红砂糖、盐以及葱姜等调味料，每天搅拌，1～2周即可食用，味道鲜美且可长久贮藏。既然是醉螺，酒的选择就很关键，首选当地产的大曲白酒。当然，也有一些地方喜欢用黄酒，但不如高度曲酒的味道纯正，除了香气足、口感爽外，高度曲酒的杀菌作用也不容小觑。

　　据考证，醉泥螺的制作早在明代时期就已成熟。凭借物美价廉和独特口味，多年来一直是极为亲民的佐酒佳肴、宾朋馈赠的礼品。看似家常的泥螺，在明代，曾作为最高等级的国礼，对内犒赏功臣，对外赠送外宾。

　　对于这种没有加热也没除去内脏的海鲜来说，一定要注意原料的选材、暂养吐沙、醉制过程、食用方式等各个环节。当然还是建议加热后再食用。

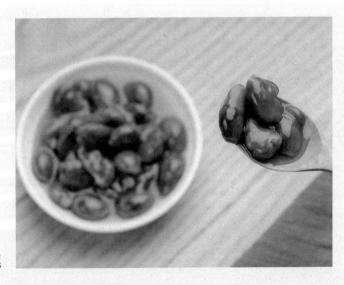

醉泥螺

122 鳘鱼鳔，做花胶

"花胶"一般是指已经脱水干燥的鱼鳔。鳘鱼是常见的一种石首科鱼类，与大黄鱼、黄姑鱼很相像，其身上最具营养价值和商业价值的就是鱼鳔。鱼鳔不是鱼的胃，而是鱼在水中调节升降的器官。鱼胶是海产"八珍"之一，四大极品的"鲍参翅肚"中的"肚"说的就是鱼胶。其中鳘鱼鳔是所有鱼类中最名贵的鱼鳔，其他鱼鳔营养价值远不及鳘鱼鳔。各个地区对鱼胶的习惯叫法有所不同，潮汕地区一般称之为"鱼胶"，而香港和珠三角地区多叫"花胶"，有些地方则称为"鱼肚"，其实指的都是同一种东西——鱼鳔的干制品。

加工方法是将新鲜鱼鳔从鱼体内取出，把鳔壁的薄膜、脂肪层以及毛细血管等剥去，洗净后进行自然晾干，最后制成的干制品为鱼胶。鳘鱼鳔的形状很是独特，一端带有两个像是小耳朵形状的凸出。

鳘鱼鳔的成分为高级胶原蛋白和黏多糖物质，干品蛋白质含量高达84%。有提高免疫力、防止皮肤老化、增强小儿发育等。孕妇吃鱼胶，不仅可以有效地补充营养，而且对以后小孩的皮肤和抵抗力都有很好的作用，这已在民间流传多年了。

鱼鳔食用前需要涨发，发制分为油发和水发两种。油发就是把干鳘鱼鳔放到五成热的油中慢慢炸，这时会发现鱼鳔的体积会慢慢收缩到原来的一半大小，再继续油炸，鱼鳔就会慢慢地再涨大到比最初更大一些，这时就可以停火，捞出后放到清水中涨发。水发比较简单，把干鱼鳔放到沸水中煮几十分钟，这要根据鱼鳔的大小和品质现场调整煮发时间的长短，然后放到清水中浸泡涨发。如果要煲汤的话就不需要涨发了，可以把鱼鳔直接放到锅中与其他原料一起炖煮即可。

"花胶"的质量和价格相差较大，选购时可参考以下标准：以一斤重鳘鱼鳔、呈金黄色、有天然纹路的为佳，不均匀琥珀色的说明没有经过漂白。产地以广东外海的花胶为最佳。放置时间长的老花胶颜色较黄且没有腥味，新花胶颜色较白，腥味较重。

123 鲶汁，不是鲶鱼做的汁

在广西南部海边生活着一个几万人的少数民族——京族，在京族的饮食中，有一道特别吸引人的美味——"京家鲶汁"。京族人靠海吃海，鲶汁就是京族人的传统食品。鲶汁不是鲶鱼做成的，而是捕捞的小鱼舍不得扔掉，加工制成的。

鲶汁制作十分具有地方及民族特色，先洗刷好一个大缸，缸底垫上稻草和沙包当过滤层，然后在缸底部凿一个洞，安装一个小漏管和塞子。把洗干净的小鱼和海盐一层一层码放入缸内，压上石块，加盖密封开始腌制。腌制时间短的几周，长的可达一年。打开大缸下面的漏管，鲶汁就慢慢流出来了。出缸的时候清香四溢。一般100斤鱼可出30斤左右的"头漏汁"。头道鲶汁金黄带红，清澈见底，有股淡淡的盐鱼气味。鲶汁含有谷氨酸、丙氨酸、甘氨酸等17种氨基酸，是一种既有营养又色香味俱全的调味品，是当地人炒菜的调料，相当于味精。看到这里你可能已经猜到了，鲶汁实际上就是一种特殊的鱼露。

124 你见过拳头大的鲅鱼水饺吗?

鲅鱼南方称马鲛鱼，它拥有着优美的流线体形，是一名长距离游泳健将，其肉质细腻，鲜肥适口，出肉率高，因而是馅料的首选。

说到与鲅鱼有关的美食，当首推胶东的鲅鱼饺子。在我国有各种各样的水饺，有肥而不腻的东北酸菜水饺，有香而不膻的内蒙古羊肉水饺，也有清淡爽口的河南荠菜水饺。而只有吃到鲜甜的鲅鱼饺子才会让人有一种把大海装进胃里的享受。

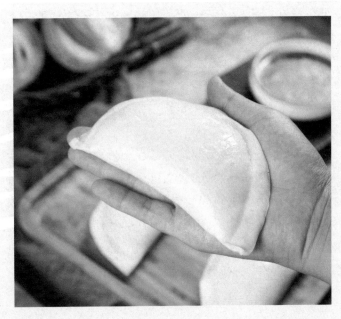

鲅鱼水饺

鲅鱼水饺是以新鲜鲅鱼为原料，将鲅鱼去皮去刺取肉后剁成肉泥，加适量五花肉馅和韭菜，搅拌后包成饺子。胶东地区的鲅鱼水饺个头巨大别有风趣，单只水饺长达10厘米，重达250克，足有巴掌那么大，个头堪比包子，可以说是饺子界的扛把子，吃几个胃就撑涨了，体现了海边人的豪爽热情。

鲅鱼水饺蕴藏着众多的文化要素，是接待客人、过年过节、馈赠友人的必备之选，已经申报为山东的非物质文化遗产。

鲅鱼出肉率高，做馅料鲜美，其实也适合做丸子，煮熟后白嫩、滑软、有嚼劲，集丸香汤鲜美为一体，是老少皆宜的美味。做法是新鲜鲅鱼剔骨取肉，加入肥膘肉和必不可少的葱姜一起剁成泥状。花椒水、盐、糖、鸡精、料酒、鸡蛋清，分多次加入剁好的肉馅中搅拌。起锅烧水至90℃，将捏成的丸子下入水中，浮起即熟。

125 锅边糊，鼎边糊

福州风味小吃丰富多样，其中鼎边糊（又称锅边糊）是福州著名的风味小吃之一。鼎边糊的叫法其实来自福州话的直译，"鼎"实质为方言"锅"的发音，所以鼎边糊又称为锅边糊，一般与海蛎饼、虾酥、芋粿、油条、生煎包等配食，为当地早点佳品和福建地方的一种特殊标志，一直流传到海南、台湾等地。凡在福州生长或长期客居福州的人无不爱吃。离乡旅居海外的福州人在异国他乡一吃到"鼎边糊"，就像回到家乡，成为恋乡的风味小吃。

做法是在铁锅里盛上蛤蜊、虾皮、香菇、葱、黄花菜等配料熬成的清汤，待铁锅上半部烤热，将预先备好的浓米浆均匀浇铁锅内壁一周，烘干后铲入汤中，稍煮片刻即成。刚出锅的鼎边糊，白脆薄润，汤清不糊，食之细腻爽滑，清香可口。

福州人有爱喝粥的习惯，在山珍海味汤中加入大米等主食，很早就是福州人的美食了。鼎边糊的起源可追溯到闽越国时期，每到农历立夏时节，福州市民都要煮鼎边糊"做夏"。因为立夏已进入农忙旺季，这一天煮鼎边糊，一家人要吃饱吃好以便下田劳动，还要互赠左邻右舍一起品尝，借以联络感情。

如今，鼎边糊小吃摊在福州的街头巷尾处处可见，虽全天供应，但尤在早餐人流如潮，现在已经有袋装鼎边糊的外卖了。

126 虱目鱼与虱子有关吗?

到过台湾旅游的人都知道台湾小吃多样,想想就让人流口水,而台南的代表性小吃之一是虱目鱼。虱目鱼的典故彰显了当地的美食文化。

虱目鱼是虱目鱼科中唯一现存种,俗称牛奶鱼、遮目鱼、麻虱鱼、塞目鱼。眼很大,脂眼睑发达,眼被完全遮盖,头部无鳞,是暖水性结群鱼类,也能生活在淡水中。我国台湾早在17世纪就开始在咸淡水养殖。虱目鱼之所以广为大众喜好,是因为整条虱目鱼都可以食用。虱目鱼鱼鲜肉细,营养价值高,适宜煎、烤、煮、蒸、炸、腌、烧等。除了一般鱼类烹饪的吃法以外,依虱目鱼生理形态上的特性,台南发展出了极具乡土特色的美味,因此去台湾旅游时不要忘了去尝一尝。

虱目鱼在大陆的市场销售不佳。其名称让民众想到"虱子",因此大陆市场称虱目鱼为"状元鱼"。

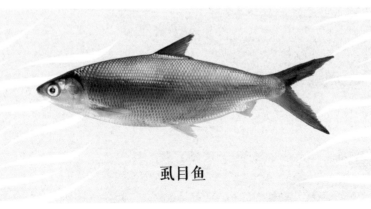

虱目鱼

127 黄鱼鲞,黄鱼香

黄鱼鲞(发音为香)是大黄鱼去内脏、盐渍或不盐渍、漂洗、晒干而成的干制品。经过精细加工的舟山黄鱼鲞,洁白、形圆、味鲜、咸淡适口,是一道色香味俱全的传统浙菜系名肴。黄鱼鲞烤猪肉,是浙江舟山人用来招待客人最有特色的美食。"鲞",自东汉《吴地记》就有记载。

20世纪舟山居民靠结网和晒鲞贴补家用。当时没有冷库，外运交通不便，除了腌咸鱼只能做成鱼鲞。每当暑期，全岛晒鱼鲞。

东南沿海鱼鲞名目繁多，不下数十种。其中，以黄鱼鲞最负盛名。大黄鱼收获季节在农历五六月，恰值三伏天可以暴晒。大黄鱼不加盐腌，直接剖开晒干为白鲞，切块后加葱、姜和绍酒隔水蒸，即可上桌佐酒。经过盐渍之后再晒干的，则称"老鲞"。

在浙东一带，鲞的作用有点类似金华火腿，炸、炖、炒、烧均可，而且荤素百搭，与新鲜的家禽家畜、河鲜海鲜、蔬菜豆腐都能搭配成菜，具有咸鲜合一的美味。鲞扣鸡、白鲞烧黑鱼、乌狼鲞烧肉、油炸白鲞等都是地方特色菜肴。随着养殖大黄鱼产量的提高，现在黄鱼鲞的价格也很是亲民。

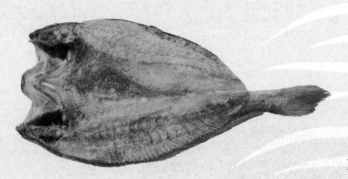

黄鱼鲞

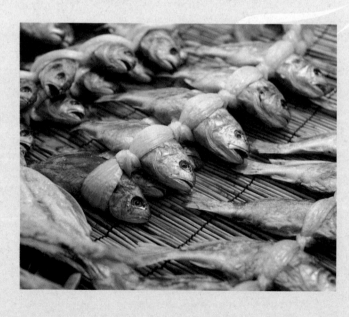

暴晒黄鱼

参考文献

[1]邓沂. 冬令进补良品 —— 花胶[J]. 中医健康养生，2020，6（12）：38-40.

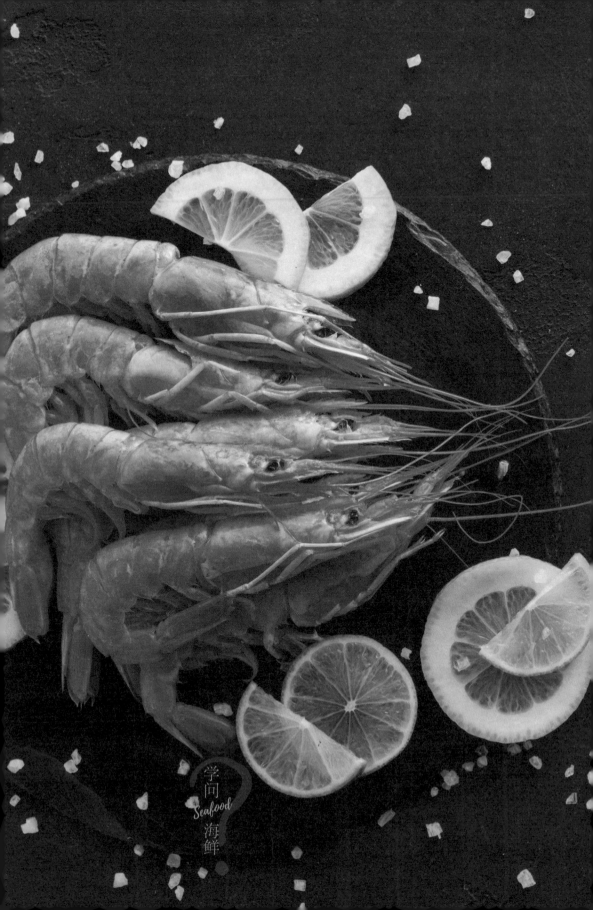